Tulica Mittal
Gurpreet Kaur
Navneet Kaur

O sangue e os seus produtos na medicina dentária regenerativa

Tulica Mittal
Gurpreet Kaur
Navneet Kaur

O sangue e os seus produtos na medicina dentária regenerativa

Componentes do sangue e o seu papel na regeneração periodontal

ScienciaScripts

Imprint

Cover image: www.ingimage.com

This book is a translation from the original published under ISBN 978-620-7-99734-3.

Publisher:
Sciencia Scripts
is a trademark of
Dodo Books Indian Ocean Ltd. and OmniScriptum S.R.L publishing group

120 High Road, East Finchley, London, N2 9ED, United Kingdom
Str. Armeneasca 28/1, office 1, Chisinau MD-2012, Republic of Moldova, Europe
Printed at: see last page
ISBN: 978-620-8-21204-9

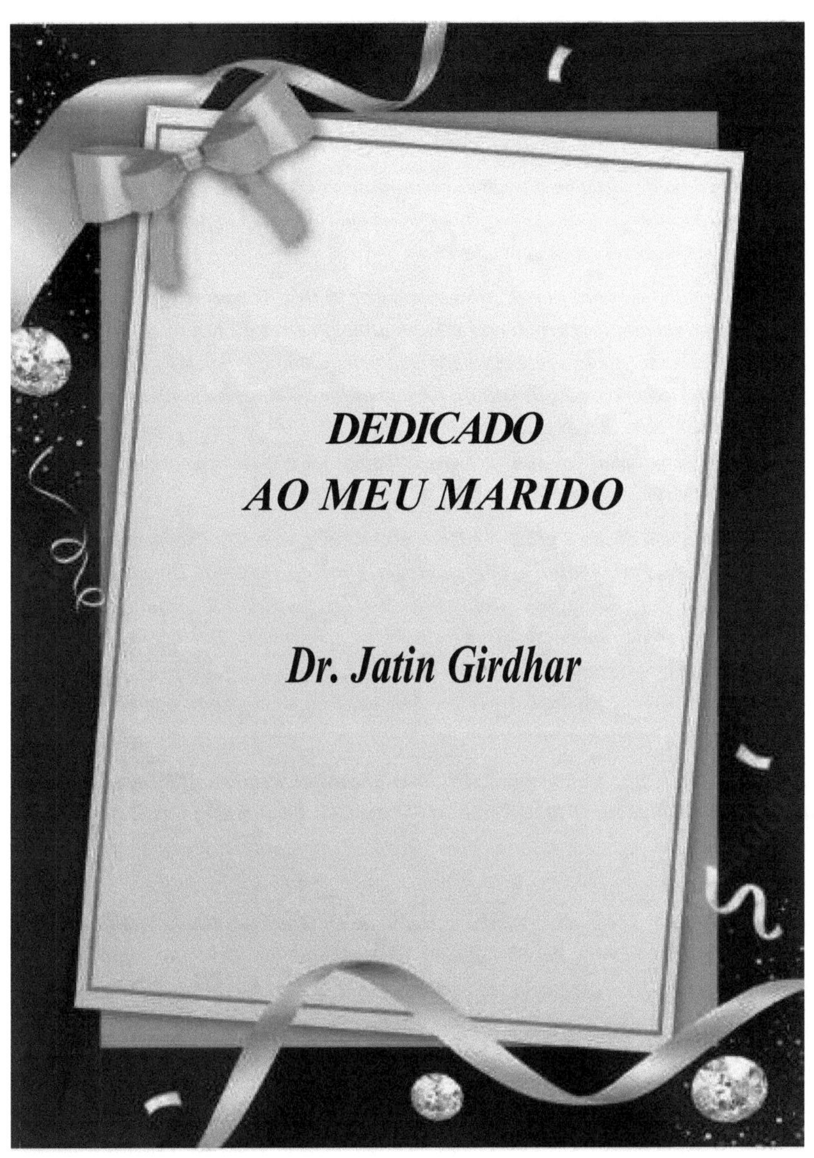
DEDICADO
AO MEU MARIDO
Dr. Jatin Girdhar

RECONHECIMENTO

Reconheço humildemente a presença de Deus e agradeço ao Todo-Poderoso, cuja fé inabalável me ajudou a superar sem problemas a tarefa de publicar com êxito este manuscrito.

É, de facto, um ponto de viragem na minha carreira de estudante escrever algumas palavras de imensa gratidão a certas pessoas que tiveram um enorme impacto na minha forma de ver as coisas, não como elas são, mas como deveriam ser.

É com grande orgulho e honra que presto homenagem à **Dra. Gurpreet Kaur, Professora e Diretora do Departamento de Periodontia e Implantologia Oral** do National Dental College and Hospital Derabassi. A sua presença na minha orientação quotidiana fará para sempre parte de mim e será uma recordação valiosa para guardar ao longo da minha vida. Estou-lhe eternamente grato. Não será exagero dizer que, se não fosse o seu conhecimento enciclopédico, as suas ideias, as suas críticas estimulantes e o seu escrutínio imaculado, o trabalho não teria visto a luz do dia.

Ficarei para sempre em dívida e grata à minha co-orientadora**, a Dra. Navneet Kaur, leitora do Departamento de Periodontia e Implantologia Oral** do National Dental College and Hospital, Derabassi, pela sua atitude sempre prestável e pelos valiosos conselhos que me deu durante todo o período de realização deste trabalho de dissertação. Ela deu-me toda a ajuda e orientação possíveis durante todos estes dias. O seu apoio infalível, os seus esforços incansáveis, a sua orientação inabalável e o seu encorajamento constante permitiram-me realizar este trabalho da melhor forma possível.

Os meus mais sinceros agradecimentos ao **Dr. Sumit Kaushal, Professor do Departamento de Periodontia e Implantologia Oral** do National Dental College and Hospital, Derabassi, pela sua paciência, pelo seu firme encorajamento e pelo seu apoio desinteressado e infalível ao trabalho.

Não tenho palavras para exprimir a minha gratidão ao **Dr. Deeksha Ahuja Jhatta, professor catedrático do Departamento de Periodontia e Implantologia Oral** do National Dental College and Hospital, Derabassi, pelo seu encorajamento, sugestões, ideias e apoio constante.

Gostaria de exprimir a minha sincera gratidão ao **Tenente-Coronel Gurbir Singh Sandhu, Presidente** do National Dental College and Hospital, Derabassi.

É com imenso prazer que transmito a minha profunda gratidão ao meu respeitado **Diretor, Dr. Vinay S Dua**, pela permissão, ajuda e orientação durante a realização deste trabalho e por me ter deixado orgulhoso ao fornecer-me a marca de ser um produto desta instituição.

O caminho para a conclusão desta dissertação tem sido repleto de desafios profissionais e adversidades pessoais. **Preetinder Singh**, Periodontista e Implantologista Oral, Professor na Universidade de Wagro, Grécia, e na Ucam, Espanha, cuja crença inabalável nas minhas capacidades e no meu potencial académico me encorajou a perseverar mesmo nos momentos mais difíceis. A sua orientação foi um farol de luz nos momentos de dúvida.

As palavras parecem inadequadas para expressar a minha gratidão, especialmente à minha estimada mãe, **Sra. Meena Mittal,** ao meu respeitado pai, **Sr. Sanjeev Kumar Mittal, e** aos **meus sogros, Sr. Rajkumar Girdhar e Sra. Surekha Girdhar**, pelo seu amor, bênçãos, motivação, apoio e afeto. É graças ao seu trabalho árduo e à sua dedicação que hoje posso exprimir os meus agradecimentos a todos.

Estou também grata ao meu querido marido, **Dr. Jatin Girdhar**, aos meus irmãos **Sameer Mittal** e **Sachin Girdhar**, à minha cunhada **Mamta Mittal** e à minha melhor amiga e **doutora Shefali Badola**, que sempre me ajudou quando precisei. Eles são os meus pilares de força em todas as provas da vida e as suas bênçãos mais preciosas salvaram-me sempre. Um agradecimento especial ao meu sobrinho **Avish Mittal** por ser sempre a minha alegria. Dedico-o à minha família e aos meus amigos, que sempre se dedicaram ao meu aperfeiçoamento

Um sincero agradecimento vai para os meus PGs seniores: **Dr. Akshit, Dr. Arru, Dr. Umesh e Dr. Shefali, aos** meus co-PGs **Dr. Bhavya, Dr. Harleen e Dr. Natasha,** bem como aos meus juniores**: Dra. Meghna, Dra. Numrah, Dra. Ruchika e Dra. Rakshita**. O seu apoio, encorajamento e assistência constantes foram fundamentais para a conclusão bem sucedida deste projeto.

DATA: **Dr. Tulica Mittal**

LUGAR: Derabassi ***(Tulica Mittal)***

LISTA DE ABREVIATURAS

1.	RBC	Red Blood Cells
2.	WBC	White Blood Cells
3.	PDGF	Platelet-Derived Growth Factor
4.	TGF-β	Transforming Growth Factor-Beta
5.	IGF	Insulin-Like Growth Factor
6.	VEGF	Vascular Endothelial Growth Factor
7.	bFGF	Basic Fibroblast Growth Factor
8.	HGF	Hepatocyte Growth Factors
9.	PRP	Platelet Rich Plasma
10.	PPP	Platelet Poor Plasma
11.	PRF	Platelet Rich Fibrin
12.	MCD	Mean Corpuscular Diameter
13.	MCAT	Mean Corpuscular Average Thickness
14.	HSC	Hematopoietic Stem Cell
15.	BFU- E	Burst Forming Unit - Erythrocyte
16.	CFU	Colony Forming Unit
17.	EPO	Erythropoietin
18.	GM- CSF	Granulocyte Macrophage Colony Stimulating Factor
19.	G-CSF	Granulocyte Colony Stimulating Factor
20.	HS	Hereditary Spherocytosis
21.	HPC	Hematopoietic Progenitor Cells
22.	BPI	Bacterial Permeability Increasing Protein
23.	MPO	Myeloperoxidase
24.	BM	Bone Marrow
25.	NSP	Neutral Serine Protease Family
26.	DPPI	Dipeptidyl Peptidase I
27.	AGP-7	Azurophil Granule Protein -7

28.	TCI	Transcobalamin I
29.	ALP	Alkaline phosphatase
30.	NGAL	Neutrophil Gelatinase-Associated Lipocalin
31.	PAF	Platelet Activating Factor
32.	LTB4	Leukotriene B4
33.	LPS	Lipopolysaccharide
34.	CAMP	Human Cationic Antimicrobial Peptide
35.	CRISPs	Cysteine-Rich Secretory Proteins
36.	FMLP	N formyl -1- methionyl -1- leucyl-1- phenylamine
37.	HBP	Heparin Binding Protein
38.	MRP-14	Migration Inhibition Factor Related Protein
39.	HETE	5-hydroxyeicosatetraenoic acid
40.	PAF	Platelet Aggregation Factor
41.	PGI_2	Prostacyclin I_2

Conteúdo

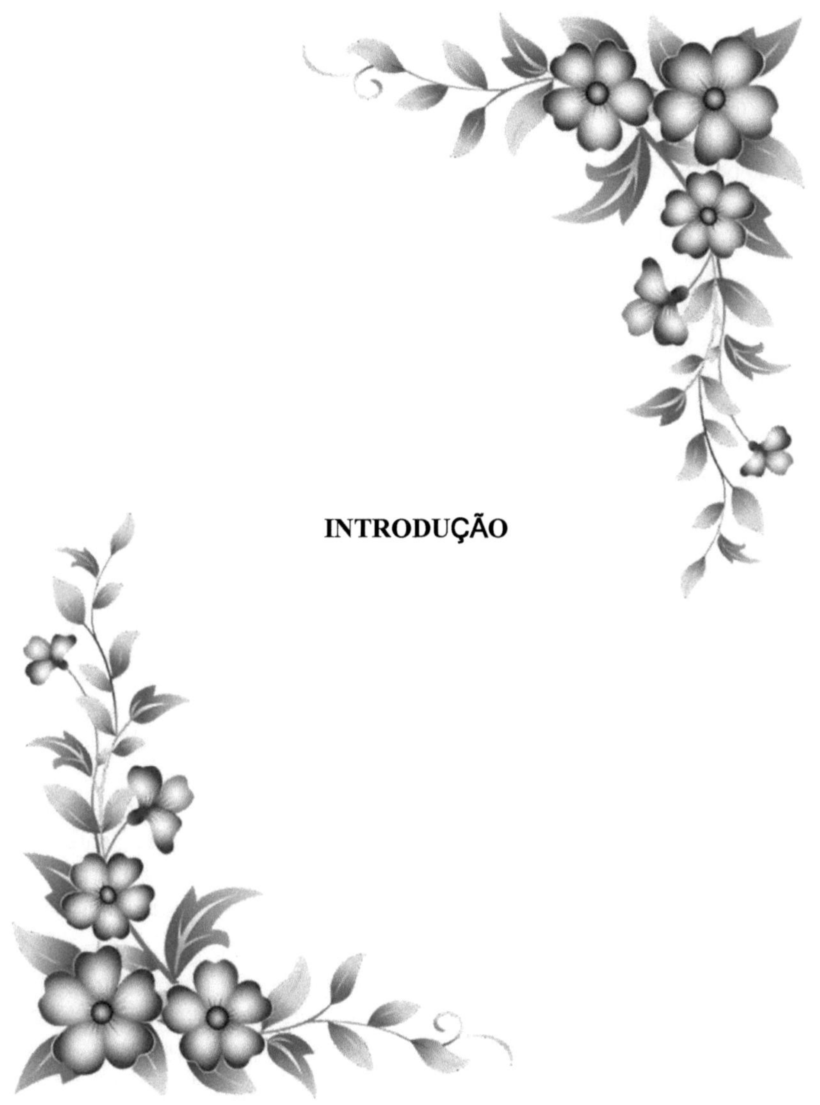

INTRODUÇÃO

O sangue é um tecido conjuntivo em forma de fluido. É considerado como o "fluido da vida" porque transporta oxigénio dos pulmões para todas as partes do corpo e dióxido de carbono de todas as partes do corpo para os pulmões. É conhecido como "fluido do crescimento" porque transporta substâncias nutritivas do sistema digestivo e hormonas das glândulas endócrinas para todos os tecidos. O sangue é também designado por "fluido da saúde" porque protege o corpo contra as doenças e elimina os resíduos e as substâncias indesejadas, transportando-os para os órgãos excretores, como os rins .[1]

Os organismos unicelulares, os animais multicelulares primitivos e os primeiros embriões das formas de vida superiores não possuem um sistema circulatório. Devido à sua pequena dimensão, estes organismos podem absorver oxigénio e nutrientes e descarregar os resíduos diretamente no meio circundante por simples difusão. As esponjas e os celenterados (por exemplo, medusas e hidras) também não possuem um sistema sanguíneo; os meios de transporte de alimentos e oxigénio para todas as células destes animais multicelulares de maiores dimensões são fornecidos pela água, do mar ou doce, bombeada através de espaços no interior dos organismos. Nos animais maiores e mais complexos, o transporte de quantidades adequadas de oxigénio e outras substâncias requer algum tipo de circulação sanguínea. Na maioria destes animais, o sangue passa através de uma membrana de troca respiratória, que se encontra nas guelras, nos pulmões ou mesmo na pele. Aí, o sangue recolhe o oxigénio e elimina o dióxido de carbono.

A composição celular do sangue varia de grupo para grupo no reino animal. A maioria dos invertebrados tem várias células sanguíneas grandes capazes de movimento ameboide. Algumas delas ajudam no transporte de substâncias; outras são capazes de rodear e digerir partículas ou detritos estranhos (fagocitose). Em comparação com o sangue dos vertebrados, porém, o dos invertebrados tem relativamente poucas células. Entre os vertebrados, existem várias classes de células ameboides (glóbulos brancos ou leucócitos) e células que ajudam a parar a hemorragia (plaquetas ou trombócitos).

As necessidades de oxigénio têm desempenhado um papel importante na determinação da composição do sangue e da arquitetura do sistema circulatório. Em alguns animais simples, incluindo pequenos vermes e moluscos, o oxigénio transportado está apenas dissolvido no plasma. Os animais maiores e mais complexos, que têm maiores necessidades de oxigénio, têm pigmentos capazes de transportar quantidades relativamente grandes de oxigénio. O pigmento vermelho hemoglobina, que contém ferro, é encontrado em todos os vertebrados e em alguns invertebrados. Em quase todos os vertebrados, incluindo os humanos, a hemoglobina está contida exclusivamente nos glóbulos vermelhos (eritrócitos). Os glóbulos vermelhos dos vertebrados inferiores (por exemplo, aves) têm um núcleo, enquanto os glóbulos vermelhos dos mamíferos não têm núcleo. Os glóbulos vermelhos variam muito de tamanho entre os mamíferos; os da cabra são muito mais pequenos do que os do homem, mas a cabra compensa com um número muito maior de glóbulos vermelhos por unidade de volume de sangue. A concentração de hemoglobina no interior do glóbulo vermelho varia pouco entre as espécies. A hemocianina, uma proteína contendo cobre, quimicamente diferente da hemoglobina, é encontrada em alguns crustáceos. A hemocianina é de cor azul quando oxigenada e incolor quando o oxigénio é removido. Alguns anelídeos têm o pigmento verde clorocruorina, que contém ferro, e outros têm o pigmento vermelho hemeritrina, que contém ferro. Em muitos invertebrados, os pigmentos respiratórios são transportados em solução no plasma, mas nos animais superiores, incluindo todos os vertebrados, os pigmentos estão encerrados em células; se os pigmentos estivessem livremente em solução, as concentrações de pigmentos necessárias tornariam o sangue tão viscoso que impediria a circulação.

No sangue estão dissolvidas muitas substâncias químicas e existem muitos tipos diferentes de células suspensas[2] . O sangue contém dois constituintes principais, ou seja, plasma e células sanguíneas (que incluem glóbulos vermelhos, glóbulos brancos e plaquetas). As células sanguíneas constituem aproximadamente 45% e o plasma 55% do volume total do sangue.

O sangue contém as células sanguíneas, que são designadas por elementos formados, e a parte líquida, conhecida por plasma. O plasma é um líquido límpido, cor de palha. A água no plasma representa 91,5% do seu volume total. O restante do plasma é constituído por proteínas (7%) e por solutos que não são proteínas (1,5%).

Existem aproximadamente cinco milhões de glóbulos vermelhos, 7.500 glóbulos brancos e 300.000 plaquetas numa gota de sangue. São fabricados pelo menos dois milhões de glóbulos vermelhos por segundo[3] , um ritmo que equilibra a taxa igualmente elevada de destruição dos glóbulos vermelhos.

A hemopoiese é a formação de novas células sanguíneas e ocorre principalmente na medula óssea. Outros órgãos, incluindo o fígado, o baço, os gânglios linfáticos e o timo, estão envolvidos na hemopoiese durante o desenvolvimento do embrião. O fígado e o baço também respondem a uma escassez de células sanguíneas na presença de doenças. Todas as células sanguíneas são formadas a partir de células estaminais na medula óssea. Estas células estaminais são células indiferenciadas que têm a capacidade de se reproduzir e amadurecer em qualquer um dos diferentes tipos de células sanguíneas[4] . À medida que a célula estaminal se divide e amadurece, torna-se uma célula progenitora linfoide ou mieloide. A célula progenitora linfoide acaba por se transformar em linfócitos B e T e em células assassinas naturais .[5]

Os glóbulos vermelhos são formados na medula óssea vermelha do osso esponjoso, que se encontra nas extremidades dos ossos longos e também nos ossos planos e irregulares, como por exemplo o esterno e a bacia. A produção de glóbulos vermelhos é designada por eritropoiese. O tempo de vida dos glóbulos vermelhos é de aproximadamente 120 dias. O aumento do número de glóbulos vermelhos é designado por policitemia e a diminuição do número de glóbulos vermelhos é designada por anemia.

Os glóbulos brancos desempenham um papel importante no reconhecimento e na proteção do organismo contra a invasão de corpos estranhos, incluindo microrganismos e células cancerígenas. Os glóbulos brancos viajam por todo o corpo e podem sair da corrente sanguínea e migrar para diferentes tecidos, dependendo de mediadores químicos que sinalizam as células. Leucopenia é o termo utilizado para descrever um nível anormalmente baixo de glóbulos brancos e pode ser causada por exposição a radiações, choque e certos agentes quimioterapêuticos. O aumento do número de glóbulos brancos é designado por leucocitose.

As plaquetas ou trombócitos são os elementos formados do sangue. As plaquetas são pequenos corpos incolores, não nucleados e moderadamente refractivos. Estes elementos formados do sangue são considerados como fragmentos do citoplasma. A diminuição do número de plaquetas é designada por trombocitopenia. Esta leva à púrpura trombocitopénica. A trombocitemia é uma doença que se caracteriza por um aumento persistente e anormal do número de plaquetas.

As plaquetas contêm uma grande lista de proteínas e factores de crescimento, incluindo o fator de crescimento derivado das plaquetas (PDGF), o fator de crescimento transformador beta (TGF-β), o fator de crescimento semelhante à insulina (IGF), o fator de crescimento endotelial vascular (VEGF), o fator de crescimento básico dos fibroblastos (bFGF) e os factores de crescimento dos hepatócitos (HGF), entre outros, que desempenham papéis fundamentais na regeneração óssea. Desde 1990, têm sido relatadas várias preparações ricas em plaquetas. Estes produtos autólogos estão a ser cada vez mais utilizados em áreas médicas em que os doentes recebem injecções locais de produtos sanguíneos podem ser classificados com base nos métodos utilizados na sua produção, nomeadamente se são derivados com ou sem a utilização de um anti-coagulante ou se são submetidos a um ou dois ciclos de centrifugação. Quatro produtos sanguíneos principais são utilizados principalmente em medicina dentária, ou seja, plasma rico em plaquetas (PRP), plasma pobre em plaquetas (PPP), gel de plaquetas e fibrina rica em plaquetas (PRF)[6] . O plasma rico em plaquetas é produzido através da adição de citrato de sódio (um anticoagulante) a 10 ml de sangue total (embora este volume possa variar consoante a quantidade de PRF ou PRP necessária). O sangue é geralmente colhido de uma veia. A solução é então centrifugada (centrifugada a alta velocidade) e o plasma é extraído. Este plasma é depois submetido a uma nova centrifugação para o separar em plasma rico em plaquetas e plasma pobre em plaquetas. O plasma pobre em plaquetas (PPP) é rico noutras substâncias, como o fibrinogénio, e pode, por isso, ser utilizado para formar selantes à base de fibrina A fibrina rica em plaquetas[7] é produzida a partir de sangue total e centrifugado sem adição de qualquer anticoagulante. Isto resulta na separação dos constituintes do sangue, deixando formar uma área de coágulo de fibrina. Este coágulo pode então ser manipulado numa estrutura semelhante a uma membrana.

Após a cirurgia periodontal, a cicatrização processa-se por reparação e regeneração. A reparação é a cicatrização de uma ferida por tecido que não restaura totalmente a arquitetura ou a função da unidade afetada, enquanto a regeneração é a reprodução ou reconstituição de uma parte perdida ou lesionada. A cirurgia de retalho periodontal aberto, que permite o acesso à raiz, resulta frequentemente na redução da profundidade de sondagem, uma vez que a reparação ocorre com uma ligação epitelial longa e saudável. Ocasionalmente, é necessária uma cirurgia óssea para eliminar as bolsas periodontais, o que pode resultar numa recessão gengival. A cirurgia regenerativa, incluindo a utilização de membranas de barreira e materiais de enxerto, pode reduzir as profundidades de sondagem, apoiar a formação do ligamento periodontal e permitir a reabilitação regenerativa e a reconstrução funcional. O objetivo dos procedimentos periodontais regenerativos é induzir a regeneração do osso alveolar e do cemento e desenvolver um novo ligamento periodontal funcional. uma suspensão concentrada de factores de crescimento que demonstrou induzir a cicatrização e a regeneração dos tecidos, incluindo os da área periodontal.

Esta compilação centrar-se-á basicamente nos componentes e derivados do sangue e no seu possível papel na medicina dentária regenerativa.

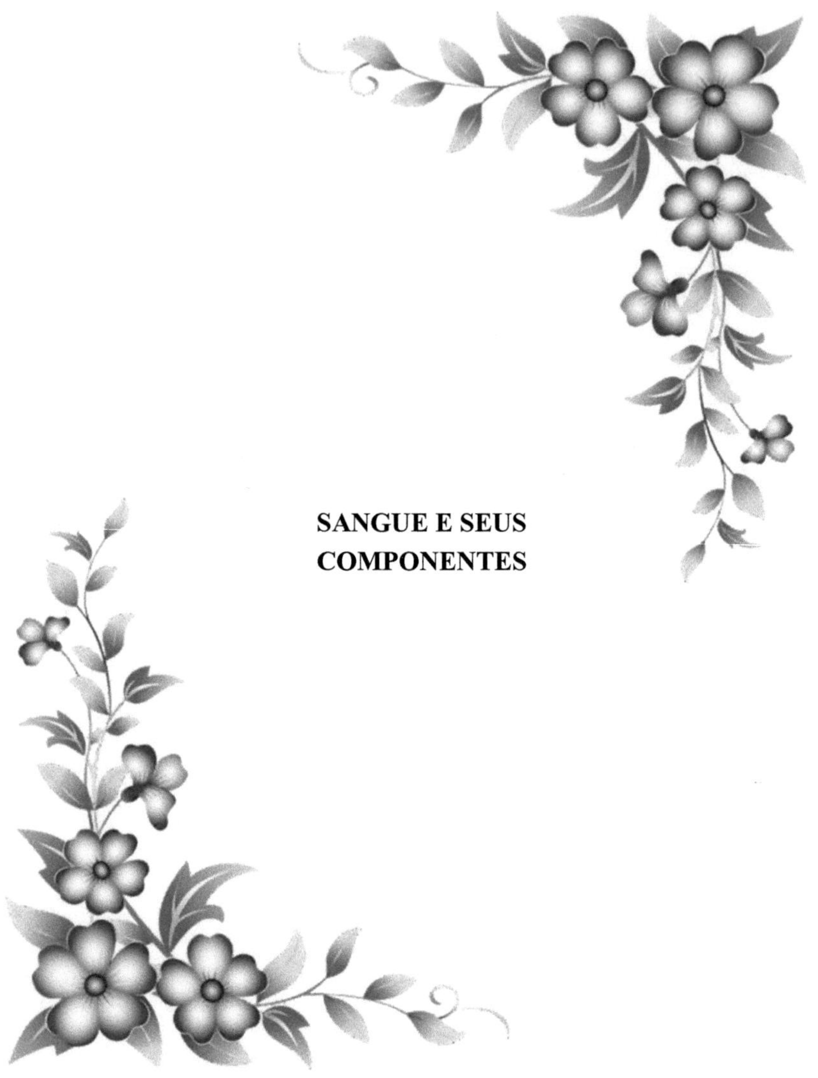

SANGUE E SEUS COMPONENTES

GLÓBULO VERMELHO DO SANGUE (RBC)

Morfologia

A hemácia humana (glóbulo vermelho) é uma célula circular, bicôncava, sem núcleo (na fase imatura, na medula óssea, a hemácia contém um núcleo, mas numa fase posterior perde o núcleo e entra na circulação periférica). A hemácia madura pode ser vista como uma célula viva muito simples contendo hemoglobina (Hb), ou seja, é um saco contendo Hb. Cerca de 95% do peso seco da hemácia é composto por Hb. No entanto, quando uma hemácia é cortada em duas, a hemoglobina não sai porque está entrelaçada no estroma do eritrócito. Normalmente, um eritrócito está quase saturado de hemoglobina, de modo que um eritrócito normal não pode conter mais hemoglobina do que já contém, ou seja, os valores de MCHC não podem ser superiores ao normal.

O diâmetro de uma hemácia média (DMC - diâmetro corpuscular médio) é de 7,5 µm e a espessura é a espessura média corpuscular média (EMCM) na parte mais fina, ou seja, no meio da hemácia, é de 1 µm. A espessura da hemácia nas extremidades é de 2,5 µm.

Um eritrócito saudável pode entrar num capilar muito estreito (um vaso sanguíneo extremamente fino) espremendo-se e depois sai e recupera a sua forma original, o que não prejudica uma hemácia saudável. Mas quando a hemácia envelhece (ou seja, quando tem cerca de 120 dias), torna-se rígida e, durante a compressão através dos capilares, especialmente nos capilares esplénicos, pode romper-se e morrer.[8]

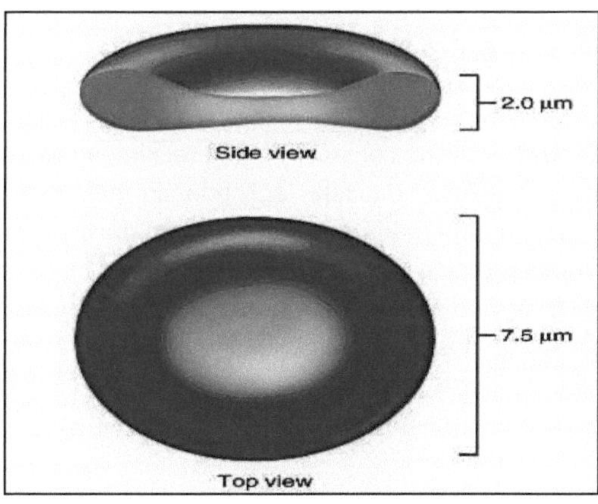

Figura 1: Eritrócito

CARACTERÍSTICAS DA CÉLULA RBC

Uma hemácia madura é uma célula simples. Não tem núcleo, nem mitocôndrias (a maquinaria geradora de ATP). Não tem ribossomas, nem retículo endoplasmático, nem centríolo. A ausência dessas estruturas torna a hemácia uma célula simples. Portanto, a hemácia madura não pode se dividir (no entanto, como será visto mais adiante, em seu estágio imaturo inicial, o precursor da hemácia pode e se divide vigorosamente).

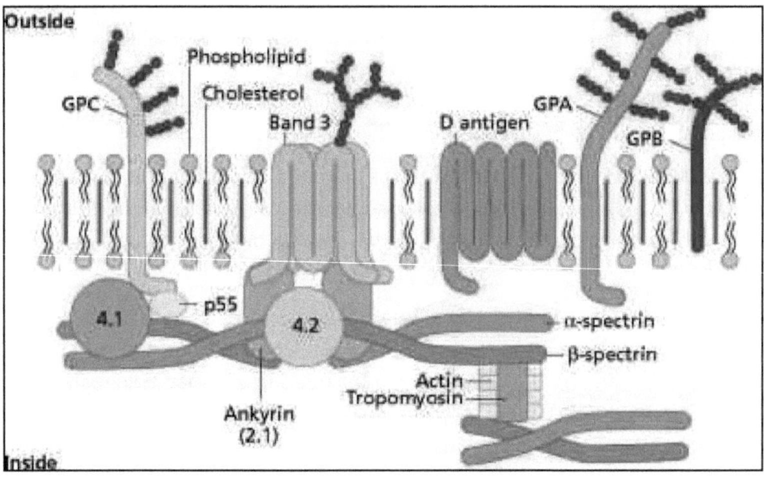

Figura 2: A membrana das hemácias

A membrana celular das hemácias contém os materiais habituais, lípidos e proteínas. Por baixo da membrana celular, ou seja, aplicada ao lado interno da membrana celular, existe uma proteína chamada espectrina. Além da espectrina, também está presente a actina (uma proteína contrátil). Tanto a actina como a espectrina são proteínas contrácteis e, devido ao seu estado de contração parcial, as hemácias têm uma forma bicôncava. Na doença esferocitose hereditária, muitas vezes não há espectrina. A glicoforina, outra proteína, está presente na membrana celular das hemácias. A glicoforina contém o antigénio do grupo sanguíneo.

ERITROPOIESE

Eritropoiese significa produção de eritrócitos.

Etapas da eritropoiese

1. No RBM, as células estaminais pluripotentes ou células estaminais hematopoiéticas (HSC) são formadas a partir de células estaminais totipotentes.

2. A partir das HSC, formam-se células estaminais comprometidas, empenhadas

em formar eritrócitos. A BFU-E (burst forming unit - erythrocyte), que é uma célula progenitora mais primitiva, é formada primeiro. A partir da BFU-E, desenvolve-se a CFU-E (colony forming unit - erythrocyte). [Nota: As células estaminais comprometidas para os mielócitos são também designadas por unidades formadoras de colónias ou CFU. Todas as CFUs são, portanto, células progenitoras].

3. A partir da CFU-E, desenvolve-se a célula pronormoblástica, que é a primeira na série de células morfologicamente reconhecíveis (na série eritroide). (Nota: A CFU-E ou as suas antecessoras não podem ser reconhecidas ao microscópio).

4. A partir do pronormoblasto, desenvolve-se o normoblasto primitivo (também chamado normoblasto basófilo grande). O normoblasto inicial, por sua vez, produz o normoblasto intermediário (também chamado de normoblasto policromatófilo).

5. O normoblasto intermédio dá origem ao normoblasto tardio (normoblasto ortocromático).

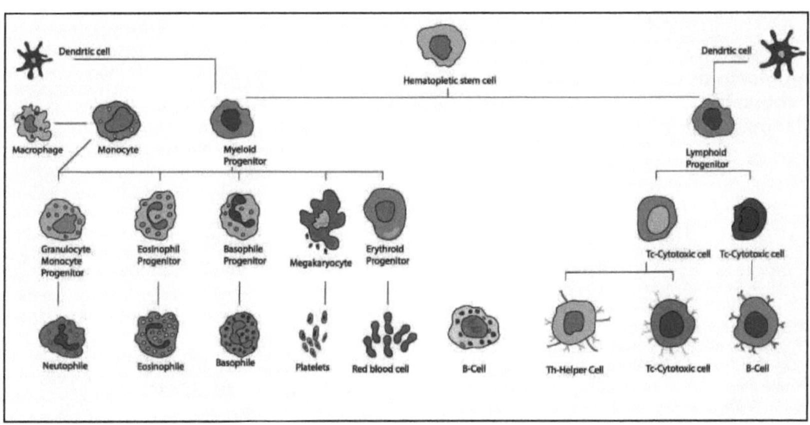

Figura 3: Desenvolvimento do corpúsculo sanguíneo

6. A partir do normoblasto tardio, desenvolve-se o reticulócito. O reticulócito, por sua vez, dá origem às hemácias maduras. Normalmente, o reticulócito amadurece durante 1 ou 2 dias no RBM e depois entra no sangue periférico. (Nota: todas as fases da eritropoiese, desde o HSC até à formação do reticulócito, ocorrem extra-vascularmente).

Tabela 1: Precursores das hemácias

Célula	Diâmetro da célula (valores aproximados)	Núcleo	Citoplasma	Mitose
Pronormoblasto, (proeritroblasto) (E_1)	15 a 20 μm	Grande e fortemente basófilo	Muito escasso e basófilo. Sem Hb	+
Normoblasto inicial (Normoblasto basófilo grande) (E_2)	Mais pequeno do que E_1	Mais pequeno do que em E, mas ainda assim muito grande	Ainda escassa e basofílica. Sem Hb	+
Normoblasto intermédio (Normoblasto policromatófilo) (E4)	10 a 12 μm	Mais pequeno do que o de E_2	A Hb já apareceu, pelo que o citoplasma se torna policromatófilo	+
Normoblasto tardio (normoblasto ortocromático (E5)	8 a 10 μm	O núcleo é muito pequeno e profundamente corado (núcleo picnótico)	Citoplasma abundante em quantidade Hb presente em quantidade razoável, o citoplasma é eosinofílico	–
Reticulócitos (Eg)	quase o mesmo que o de E7	Núcleo ausente	Algum ARN ainda presente no citoplasma, o que pode ser demonstrado pela coloração com azul de cresilo	–
Amadurecido eritrócito (E7)	7,5 mm	Ausente	HB++	–

Factores de crescimento da eritropoiese

São conhecidos muitos desses factores. Alguns deles estão disponíveis comercialmente para efeitos de tratamento e incluem:

(i) Eritropoietina (EPO), (ii) factores de crescimento mieloide, (iii) trombopoietina, e (iv) interleucinas.

No grupo dos factores de crescimento mieloide, existem vários subgrupos, sendo os mais notáveis (a) GM-CSF (fator estimulador de colónias de granulócitos e macrófagos) e (b) G-CSF (fator estimulador de colónias de granulócitos).

Controlo de feedback por factores hematopoiéticos: de todos os factores hematopoiéticos, a eritropoietina (EPO) é o mais estudado e mais conhecido. Ela exerce um controle de feedback sobre a eritropoiese, ou seja, quando a contagem de hemácias cai, a produção de EPO é aumentada → a EPO estimula a eritropoiese. Por outro lado, quando a contagem de hemácias está alta, a produção de EPO pára e a contagem de hemácias volta ao normal. Provavelmente, os outros factores hematopoiéticos também exercem uma regulação de retorno sobre os leucócitos, as plaquetas, etc.

As células estaminais totipotentes podem desenvolver-se em células estaminais hematopoiéticas.

As células estaminais hematopoiéticas (CTH), também chamadas células estaminais pluripotentes, são células estaminais primitivas que podem produzir glóbulos vermelhos, glóbulos brancos e plaquetas. As células estaminais hematopoiéticas não podem ser reconhecidas por exame microscópico normal da medula óssea. Podem ser reconhecidas pela expressão do antigénio CD 34 na sua superfície.

As HSC produzem células estaminais comprometidas. (também designadas por células progenitoras).

a. As células estaminais comprometidas da série mieloide podem, em última análise, produzir hemácias, neutrófilos, monócitos, eosinófilos e plaquetas.

b. Células estaminais comprometidas da série dos linfócitos, podem produzir linfócitos T e B.

Em hematologia, normalmente, todos os três tipos, a saber

(i) as células estaminais hematopoiéticas, (ii) as células estaminais comprometidas da série mieloide e (iii) as células estaminais comprometidas da série linfoide são conhecidas pelo termo células estaminais.

Tempo de vida das hemácias

O tempo de vida de uma hemácia madura é de cerca de 120 dias, ou seja, uma hemácia, no sangue periférico, circula durante cerca de 120 dias.

À medida que a idade de uma hemácia aumenta, as enzimas que normalmente evitam as "lesões oxidativas" começam a perder a sua eficiência, pelo que a hemácia se torna rígida e frágil. Uma hemácia assim, ao passar por capilares muito estreitos,

Por exemplo, os capilares do baço, durante a compressão, rompem-se e morrem.

Nalgumas doenças, por exemplo, na deficiência de Gl-6-PD, devido à falta de Gl-6-PD, o glutatião nas hemácias deteriora-se → surgem lesões oxidativas → desenvolve-se hemólise.

Na esferocitose hereditária (HS), as hemácias perdem a biconcavidade e tornam-se globulares → essas hemácias rompem-se facilmente.

Daqui resulta que, em doenças como a deficiência de Gl-6-PD, HS, o tempo de vida das hemácias é reduzido - Nota:

1. Normalmente, o baço é um órgão onde é eliminado um grande número de hemácias.

2. Nas doenças em que o tempo de vida das hemácias é reduzido, para evitar o desenvolvimento de anemia, a eritropoiese nos RBM é muito aumentada (um mecanismo compensatório).

glóbulos brancos (leucócitos)

Origem do neutrófilo polimorfonuclear

A maior parte dos glóbulos vermelhos e brancos do sangue circulante têm uma vida curta e devem ser substituídos continuamente ao longo da vida. O processo de formação das células sanguíneas é designado por "Hematopoiese", durante a vida intra-uterina.

Os tecidos hematopoiéticos são compostos por três compartimentos celulares: as células estaminais pluripotentes, as células progenitoras dos comités e as células maduras de cada linhagem. Todas as células são originárias de uma pequena população auto-renovável de células estaminais pluripotentes, denominadas unidades formadoras de colónias - baço (CFU-S). As CFU-S são formadas durante um curto intervalo de tempo no início da vida embrionária e, a partir daí, mantêm a hematopoiese pela sua capacidade exclusiva de auto-regeneração. Em condições estáveis, as células estaminais auto-renovam-se e dão origem a células diferenciadas. A maturação das células sanguíneas envolve uma série de etapas que levam cada descendente a afastar-se mais da célula estaminal indiferenciada.[9]

Os PMN surgem na medula óssea, a partir de células estaminais CD34, sob a influência de citocinas reguladoras. O mecanismo exato envolvido na libertação de PMN a partir da medula óssea não é conhecido, "No entanto, as citocinas estão envolvidas no processo, uma vez que a administração in vivo de G'CSF", GM "CSF", IL-3, fator de células estaminais, IL-l ou IL-8 resulta numa mobilização significativa de PMN e de células progenitoras hematopoiéticas (HPC).

Clinicamente, o tratamento com citocinas é utilizado na recolha de células estaminais ou no transplante de medula óssea. Por conseguinte, as citocinas estão envolvidas na maturação dos PMN e na sua subsequente libertação na corrente sanguínea.[10] As células estaminais podem sofrer linfopoiese (ligação linfoide) para produzir linfócitos B e T ou hematopoiese (ligação mieloide) para produzir hemácias, granulócitos, macrófagos e plaquetas. Com uma origem comum nas células estaminais hematopoiéticas pluripotentes que surgem na medula óssea vermelha, as CFU-S diferenciam-se primeiro em unidades formadoras de colónias de granulócitos, eritróides, monócitos e megacariócitos (CFU-GEMM) ou em células estaminais hematopoiéticas multipotentes, que podem depois produzir os progenitores eritróides, megacariócitos (CFU-M) e granulócitos, macrófagos e eosinófilos.

Estas últimas dão origem a progenitores de eosinófilos (CFU-E) e a unidades formadoras de colónias de granulócitos e macrófagos (CFU-GM). A célula estaminal comprometida foi denominada CFU porque dá origem a colónias de descendentes diferenciados in vitro. Os neutrófilos derivam da célula progenitora CFU-GM. Os progenitores mais primitivos têm uma grande capacidade de proliferação e são capazes de dar origem a um grande número de descendentes diferenciados.[9]

A diferenciação e a maturação na medula óssea envolvem a progressão através de cinco precursores celulares antes da libertação do neutrófilo maduro. Durante o processo de mielopoiese, os neutrófilos requerem a capacidade necessária para detetar infecções, migrar para o local da infeção e ingerir microrganismos.

Todos os dias, são produzidos 10^{11} neutrófilos na medula óssea, o que faz deles os glóbulos brancos mais abundantes. Para produzir este número de células, os neutrófilos produzem-nas a um ritmo tão elevado que a medula óssea alberga um grande compartimento de granulopoiese constantemente ativo.[11]

Recentemente, descobriu-se que os neutrófilos têm um tempo de vida no sangue de 5,4 dias, o que é mais de vinte vezes superior ao que se verificava anteriormente. O compartimento granulopoiético na medula óssea pode ser dividido em três grupos: o grupo de células estaminais, o grupo mitótico e o grupo pós-mitótico. O grupo mitótico é um grupo de células progenitoras que proliferam e se diferenciam maciçamente. A medula óssea também inclui um pool de reserva de neutrófilos maduros em circulação. Os neutrófilos maduros totalmente diferenciados definem o pool pós-mitótico, um pool pronto para ser libertado a pedido. Podem distinguir-se várias fases de maturação dos neutrófilos. À medida que a diferenciação e a maturação progridem, as células perdem a sua capacidade de proliferação. No estado de neutrófilo maduro terminalmente diferenciado, as células só podem progredir até à morte.[11]

Morfologia do neutrófilo

O desenvolvimento dos neutrófilos divide-se em três fases: multiplicação, maturação e funcional. Na primeira fase, que dura em média 14 dias, há um período mitótico de 7,5 dias.

Durante este período, as células encontram-se na medula óssea e são designadas por mieloblastos, pró-mielócitos e mielócitos. O segundo estágio de desenvolvimento é chamado de maturação, que leva em média 6,5 dias. É um evento pós-mitótico com três etapas de desenvolvimento: meta-mielócitos, células em banda e células segmentadas.

A etapa funcional é a terceira fase de desenvolvimento dos neutrófilos. Nesta fase, os neutrófilos têm a função de lutar contra as infecções e, tal como na fase de maturação, não têm capacidade mitótica. Encontram-se nos tecidos e funcionam, em média, 2,5 dias.[9]

TABELA 2: Caraterísticas morfológicas dos leucócitos (coloração de Wright)

NÚCLEO							CYTOPLASM			
TIPOS DE CÉLULA	POSIÇÃO	FORMA	COR	CROMATI N	MEMBRANA NUCLEAR	NUCLEOLI	MONTANTE RELATIVO	COR	PERINÚCUL O	GRANULES
Mieloblasto (10-18µm)	Excêntrico ou central	Redondo ou oval	Púrpura avermelhado claro	Trabalho em malha muito fina	Muito bom	2-5	Escassa	azul	Nenhum	Nenhum
Promielócito e (12-20µm)	Excêntrico ou central	Redondo ou oval	Púrpura avermelhado claro	Trabalho em malha muito fina	Ótimo	2-5	Moderado	Azul	Nenhum	Primário (Azurophilic)
Mielócito (12-18µm)	Excêntrico	Oval ou ligeiramente recuado	Púrpura avermelhado	Fina, mas torna-se gradualmente mais grosseira	Indistinct	Rar e	Moderado	Azul e cor-de-rosa	Nenhum	Primário mais, em neutrófilos, secundário ou específico
Meta-mielócito (10-18µm)	Central ou excêntrico	Cavalo espesso ou ou recuado	Azul púrpura claro	Cromatografia de base e cromatografia oxigenada claramente distinguidas	Presença	Não e	Abundante	Cor-de-rosa	Nenhum	Neutrófilos, eosinófilos ou basófilos
Forma juvenil ou em banda (10-16µm)	Central ou excêntrico	Forma de banda de espessura uniformes	Azul púrpura claro	Cromatografia de base e cromatografia oxigenada claramente distinguidas	Presença	Não e	Abundante	Cor-de-rosa	Nenhum	Neutrófilos, eosinófilos ou basófilos
Neutrófilo nuclear polimorfo (10-15µm)	Central ou excêntrico	2-5 ou mais lóbulos distintos	Azul arroxeado profundo	Bastante grosseiro	Presença	Não e	Abundante	Rosa fraco	Nenhum	Ótimo, Rosa ou violeta cor-de-rosa

Estrutura do neutrófilo

A estrutura dos leucócitos polimorfonucleares está adaptada de forma única para desempenhar as numerosas funções da célula. Talvez os componentes estruturais mais importantes da célula sejam os grânulos citoplasmáticos. Estes grânulos são locais de armazenamento de enzimas, proteínas catiónicas, receptores e outras proteínas. Uma segunda caraterística ao microscópio de luz de um neutrófilo maduro é um núcleo multi-lobado. A membrana plasmática do neutrófilo é o local de vários receptores que permitem que os neutrófilos respondam durante a resposta inflamatória.

Os neutrófilos, descritos pela primeira vez por Paul Ehrlich, constituem a primeira linha de defesa do sistema imunitário inato humano. Os neutrófilos são os glóbulos brancos mais abundantes e representam cerca de 50-70% de todos os glóbulos brancos. O neutrófilo é uma célula pequena, de tamanho bastante uniforme, com um diâmetro de cerca de 9-10 μm e uma concentração média de 4,4x10º células/ml. O neutrófilo possui uma mistura impressionante de armamento antibacteriano, tanto no interior dos grânulos como em virtude da sua capacidade de reduzir o dioxigénio a peróxido de hidrogénio. A sua principal missão é encontrar bactérias ou fungos e neutralizá-los por fagocitose. Os neutrófilos são muito mais pequenos do que os macrófagos tecidulares (22 μm), mas têm aproximadamente o mesmo tamanho que os monócitos.

Quando aderidos a uma superfície, os granulócitos de neutrófilos têm um diâmetro médio de 12-15μm em esfregaços de sangue periférico. Em suspensão, os neutrófilos humanos têm um diâmetro médio de 8,85μm. O núcleo tem uma caraterística de dois lóbulos superiores separados, unidos por um filamento semelhante a um cabelo, chamado cromatina, e o nucléolo desaparece à medida que o neutrófilo amadurece. A medula óssea de um adulto normal produz diariamente cerca de 100 mil milhões de neutrófilos. Demora cerca de uma semana a formar um neutrófilo maduro a partir de uma célula precursora na medula óssea.

Quando circulam na corrente sanguínea e estão inactivados, os neutrófilos são esféricos. Uma vez activados, mudam de forma e tornam-se mais amorfos ou ameboides. Estendem longas projecções denominadas pseudópodes, para onde fluem os seus grânulos; estes pseudópodes actuam como caçadores de antigénios. Esta ação é seguida da contração dos filamentos que se encontram no citoplasma. No citoplasma, o aparelho de Golgi é pequeno, as mitocôndrias e os ribossomas são escassos e o retículo endoplasmático rugoso está ausente. O citoplasma também contém cerca de 200 grânulos, entre os quais os grânulos primários ou azurófilos e os grânulos secundários ou específicos.

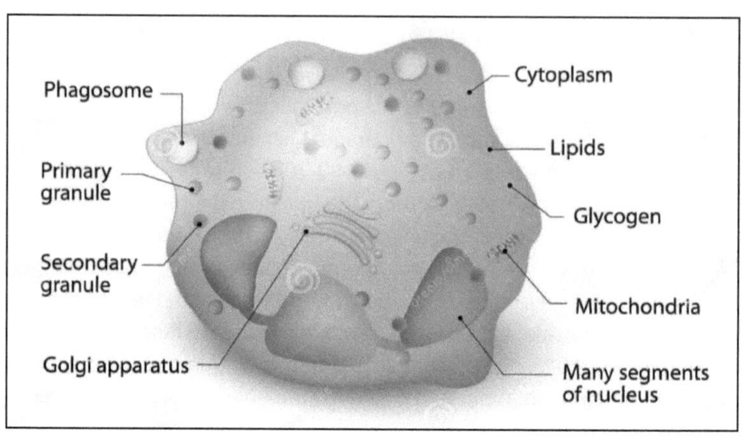

Figura 4: Estrutura de um neutrófilo

Grânulos citoplasmáticos

Mais tarde, percebeu-se que era possível distinguir dois tipos de grânulos nos neutrófilos com base na sua afinidade para o corante: grânulos azurófilos que absorvem o corante básico azure A na fase pró-mielócito devido ao seu conteúdo de mucopolissacáridos ácidos e grânulos específicos que não o fazem. Tornou-se dogmático que estes dois tipos de grânulos são fundamentalmente diferentes. Os grânulos específicos têm sido caracterizados como grânulos secretores que desempenham um papel importante no início da resposta inflamatória[12] enquanto os grânulos azurófilos são frequentemente vistos como lisossomas que são particularmente activos na digestão do material fagocitado.[13] Mais tarde, Spicer 47, em estudos de microscopia eletrónica, identificou a existência de um tipo de grânulo terciário, identificado pelo seu aparecimento tardio durante a maturação mieloide.

Um novo aspeto da fisiologia dos grânulos foi desvendado por **Borregard** e **Todd**: estes organelos de armazenamento regulado não são apenas simples sacos de proteínas proteolíticas ou bactericidas que são mantidos armazenados até serem libertados para o exterior da célula ou para o vacúolo fagocítico, mas são também importantes reservatórios de proteínas membranares que se incorporam na membrana superficial dos neutrófilos quando estes organelos se fundem com a membrana plasmática e exocitam ou degranulam o seu conteúdo, o que tem um significado particular no que respeita ao dano tecidular em doenças inflamatórias. Desta forma, os grânulos e as vesículas secretoras podem alterar fundamentalmente a capacidade de interação do neutrófilo com o seu ambiente. Estes grânulos citoplasmáticos dos neutrófilos são distintos e adaptados para desempenhar um espetro específico e alargado de funções, incluindo o engolfamento e a morte de partículas estranhas e agentes patogénicos, a interação e a adesão célula-célula, a sinalização celular, a modulação do ambiente circundante e a migração transendotelial. Foram amplamente classificados em três categorias com base nas suas caraterísticas ultra-estruturais e citoquímicas. As secreções de grânulos são utilizadas como marcadores da atividade dos neutrófilos.

A) Grânulos primários ou azurófilos

B) Grânulos secundários ou específicos

C) Grânulos terciários ou de secreção

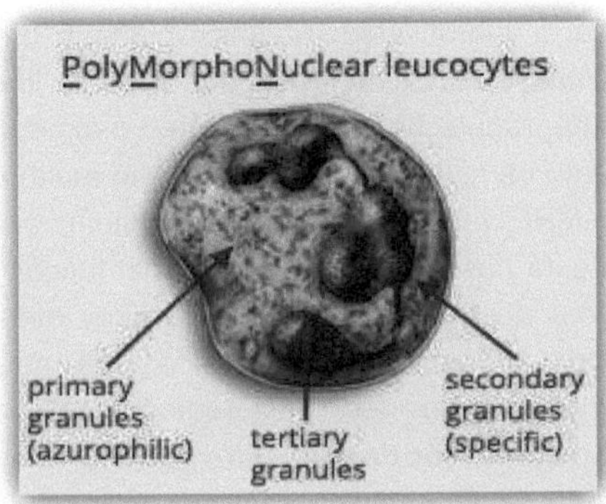

Figura 5: Leucócitos polimorfonucleares com grânulos citoplasmáticos

A) **Grânulos primários ou azurófilos**: Mesmo antes de esta célula cessar a proliferação, durante o "estádio promielocítico" da "fase mitótica", começa a produzir grânulos de armazenamento chamados grânulos azurófilos. Como estes são os primeiros grânulos a aparecer na diferenciação, também são chamados de grânulos primários. Os grânulos azurófilos ocorrem em duas formas principais. A maioria é esférica, com matrizes densas e homogéneas. Outros são elipsóides, com subestruturas cristalinas. Uma terceira forma distingue-se pelo seu pequeno tamanho e pelo facto de estarem interligados por microtrabéculas. Os grânulos são caracterizados pelo seu conteúdo de enzimas mieloperoxidase e β-glucuronidase. A degranulação do grânulo azurófilo está confinada principalmente a vacúolos fagocíticos internalizados durante a fagocitose, indicando que este grânulo está principalmente envolvido na fagocitose. Os grânulos fundem-se com os fagócitos e libertam o seu conteúdo. Vários componentes incluem a mieloperoxidase, que constitui aproximadamente 5% do peso seco dos neutrófilos, catalisa a produção de hipoclorito a partir de cloreto e peróxido de hidrogénio. Vários outros componentes dos grânulos azurófilos incluem defensinas, lisozima, azurocidina, proteína de aumento da permeabilidade bacteriana (BPI), elastase, catepsina G, proteinase e esterase N. A própria membrana do grânulo contém uma grande quantidade de antigénios CD66c e CD63.

COMPONENTES DA MATRIZ DOS GRÂNULOS PRIMÁRIOS

Mieloperoxidase:

Refere-se a um grupo de, pelo menos, três isoenzimas di-hetero-diméricas estreitamente relacionadas, constituídas por duas cadeias leves (15 000 Daltons cada) e duas cadeias pesadas (551 000 a 60000 Daltons cada), que se encontram nos neutrófilos e nos monócitos do sangue. Não se encontra nos macrófagos, que perdem a enzima MPO no prazo de 2 dias após a entrada nos tecidos. Nos seres humanos, trata-se de uma enzima peroxidase codificada pelo gene da MPO no cromossoma 17. Exprime-se mais abundantemente nos granulócitos neutrófilos e produz ácido hipohaloso para realizar a sua atividade antimicrobiana. É uma proteína lisossómica armazenada nos grânulos azurófilos dos neutrófilos e libertada para o espaço extracelular durante a degranulação. A MPO madura é expressa predominantemente nos neutrófilos, enquanto os níveis nos monócitos são muito mais baixos. Nos seres humanos, os níveis de MPO variam entre 2-5% da proteína celular, e a principal fonte celular desta proteína está nos neutrófilos. A principal função destas células de vida curta é migrar, ingerir e destruir agentes patogénicos invasores, como bactérias, fungos e protozoários. A resposta inespecífica dos neutrófilos é geralmente acompanhada de danos nos tecidos, mas também são reconhecidos pela sua importância no início e na formação da resposta imunitária e na reparação dos tecidos. Após a migração e a ingestão, os neutrófilos formam compartimentos fagolisossómicos e fundem-se com grânulos intracelulares, um dos quais contém a proteína MPO. A MPO possui um pigmento heme, que tem atividade citotóxica e antimicrobiana e pode inativar agentes humorais. É uma molécula intensamente verde devido à presença de 2 grupos prostéticos heme-like chlorin. Confere uma cor verde aos neutrófilos. Faz parte do sistema bactericida MPO-halogeneto-peróxido de hidrogénio e efectua a oxidação catalisada que resulta na produção de uma série de oxidantes potentes. Estes proporcionam a capacidade de ferir ou matar através da oxidação ou halogenação de moléculas importantes. A MPO parece também contribuir para a regulação da atividade das enzimas da explosão respiratória. Na medula óssea, a síntese da MPO ocorre principalmente durante a fase promielocítica, o que resulta num precursor inativo, a Apo-pro-MPO. Durante a maturação, a Apo-pro-MPO tem de passar por um processo de ligação a proteínas chaperones, como a calreticulina e a calnexina, que permitem a incorporação de heme. Durante a degranulação dos grânulos primários, secundários e terciários, são libertados vários componentes bactericidas para o fagossoma. Estes grânulos contêm material que ajuda na destruição de partículas estranhas. Em conjunto com o pH ácido que é mantido nos grânulos, isto cria um ambiente bactericida. Ao mesmo tempo, o complexo neutrofílico NADPH é ativado e recrutado para os fagolisossomas, bem como para o plasma.

Proteína de permeabilidade bacteriana (BPI)

A proteína de permeabilidade bacteriana (BPI) é uma proteína básica que se encontra nos grânulos azurófilos dos neutrófilos e que possui múltiplas propriedades antiinfecciosas. Trata-se de uma proteína associada à membrana, 59Kdal, altamente catiónica, que se encontra apenas nos neutrófilos. A BPI é notável pela potência e especificidade da sua citotoxicidade contra bactérias Gram-negativas.[14] Esta especificidade das células-alvo parece refletir a forte afinidade dos lipopolissacáridos (LPS) carregados negativamente, que são exclusivos do invólucro externo das bactérias Gram-negativas. A molécula de BPI tem duas partes funcionais:

(i) Um domínio amino-terminal antibacteriano e

(ii) Uma porção hidrofóbica carboxil-terminal que pode servir para ancorar o BPI à membrana do grânulo.

Em contrapartida, a metade carboxil-terminal contém mais resíduos ácidos do que básicos e inclui várias regiões transmembranares potenciais que podem ancorar a holoproteína na membrana do grânulo. A extremidade amino-terminal da BPI apresenta uma semelhança significativa com a sequência de uma proteína de ligação a lipopolissacáridos, sugerindo que ambas as moléculas partilham uma estrutura semelhante para a ligação a lipopolissacáridos. Tem uma baixa proporção de arginina e cisteína e localiza-se exclusivamente em neutrófilos e nos seus precursores.

Defensinas

As defensinas são um grupo de péptidos catiónicos antimicrobianos (péptidos alfa, beta e teta) de baixo peso molecular (3 500-4 000 Daltons), enriquecidos com arginina/cisteína, que apresentam três ligações intra-cadeia de di-sulfureto e são os principais constituintes dos grânulos azurófilos dos PMN. As defensinas são codificadas no cromossoma 8p23.[15] São conhecidas quatro defensinas de leucócitos humanos (HNP-1, HNP-2, HNP-3 e HNP-4). As defensinas encontram-se noutras células para além dos fagócitos e duas defensinas foram recentemente localizadas no intestino humano em células secretoras especializadas chamadas "células paneth". Foi demonstrado que a HNP-4 se liga aos receptores da hormona adrenocorticotrófica e inibe a produção de corticosteróides estimulada pela ACTH, pelo que a HNP-4 também tem sido referida como uma "corticostatina". As defensinas assumem uma estrutura homo-dimérica em solução. A atividade antimicrobiana das defensinas parece requerer a dimerização.

Lisozima

A lisozima é uma proteína multifuncional mais conhecida pela sua capacidade de clivar as ligações β-1,4 entre a N-acetilglucosamina e o ácido N-acetilmurâmico na camada de peptidoglicano da parede celular bacteriana. As enzimas lisossómicas são sintetizadas no início da maturação dos leucócitos neutrófilos na medula óssea (BM). Estas enzimas são armazenadas em grânulos azurófilos (ou primários) durante 10 a 14 dias antes de serem utilizadas durante a fagocitose. A lisozima e as proteínas catiónicas têm uma atividade bactericida fraca e são principalmente activas contra bactérias gram-positivas, que não têm membrana exterior para proteger a sua parede celular. A lisozima pode também funcionar de forma não enzimática para aumentar a atividade das autolisinas, ligando-se aos ácidos tecóicos da parede celular das bactérias gram-positivas. A lisozima, presente em grânulos específicos e azurófilos, digere e hidrolisa os resíduos de glicopeptídeos presentes nos componentes da parede celular de algumas bactérias gram-negativas. Pode também modular a inflamação através da supressão da quimiotaxia dos neutrófilos e do metabolismo oxidativo. Os neutrófilos, monócitos e macrófagos absorvem as bactérias por fagocitose. Os fagossomas fundem-se com os compartimentos endossomal e lisossomal, transportando enzimas, proteínas bactericidas e bombas de protões para os fagossomas. Pensa-se que estes factores desempenham um papel importante na morte intracelular de microrganismos.[16]

Família das serina-proteases neutras (NSP)

As NSP são os principais componentes dos grânulos azurófilos que se exprimem durante a fase promielocítica da granulopoiese e estão presentes nas fases mielóides posteriores e nos granulócitos maduros. São também expressas em monócitos e mastócitos e tornam-se activas após uma modificação N-terminal pela dipeptidil peptidase I (DPPI), também designada catepsina C. Existem pelo menos quatro membros da família das NSP, incluindo a elastase, a proteinase 3, a azurocidina e a catepsina G. Trata-se de glicoproteínas catiónicas de 23-36 kDa, que partilham 30-70% de homologia da sequência primária. A elastase, a proteinase 3 e a azurocidina foram designadas por "serprocidinas" e são codificadas num complexo de genes da serprocidina regulado de forma coordenada, localizado no cromossoma 19. A catepsina G é codificada no cromossoma 14, próximo do seu parente próximo. Trata-se de uma glicoproteína catiónica de 24-29 kDa, rica em arginina, que apresenta uma atividade proteolítica semelhante à da quimotripsina e representa 1 a 2% da proteína total dos neutrófilos. Observou-se recentemente que dois pequenos fragmentos de oligopeptídeos (HGGR e HPQYNQR) da catepsina G matam Staphylococcus aureus e Neisseria gonorrhoeae. As anti-proteinases plasmáticas, tais como a α-1-antitripsina, a α-1-antiquimotripsina e a α-2 macroglobulina, inibem a atividade microbicida independente da enzima da catepsina G. A função biológica da atividade enzimática da catepsina G é enigmática, embora possa aumentar a fagocitose e promover e degradar a via do complemento, estimular a atividade quimiotáctica dos granulócitos, aumentar a permeabilidade vascular e a agregação das plaquetas. A catepsina G potencia a morte de bactérias pela lisozima, pelo BPI e pelo sistema mieloperoxidase de peróxido de hidrogénio-cloreto. Tanto a elastase como a catepsina G parecem matar as bactérias através de dois mecanismos distintos, o dependente da enzima e o independente da enzima [17]

Proteinase 3

A proteinase 3 é uma enzima elastolítica relativamente mal caracterizada. É o único outro membro da NSP, para além da elastase, que tem sido implicado na imunopatogénese do enfisema. Segundo consta, mata bactérias gram-negativas, bactérias gram-positivas e fungos.

Azurocidina

A azurocidina, também designada por CAP37 (proteína catiónica de 37 kDa), não tem qualquer atividade enzimática conhecida. É um dos principais constituintes dos grânulos azurófilos, representando 17% da proteína total dos grânulos azurófilos. O local ativo da azurocidina partilha 70% de homologia de sequência com a elastase de neutrófilos, mas a serina catalítica 195 foi substituída por glicina e a histidina catalítica foi substituída por uma serina. No entanto, a azurocidina é ativamente antimicrobiana. A azurocidina é sinérgica com a elastase na eliminação de bactérias orais.

Elastase

A elastase mata as Acinetobacter gram-negativas e produz lise de Staphylococcus aureus. A elastase, mas não a catepsina G, produz uma proteólise acentuada das proteínas da membrana externa das actinobactérias. Aumenta a sensibilidade das Acinetobacter aos efeitos bactericidas da lisozima. A elastase pode potenciar os efeitos bactericidas do BPI e do sistema MPO-H2O2-Cl- de uma forma independente da enzima.

p29B

Trata-se de uma NSP catiónica recentemente descrita (família das serina-proteases neutras), que mata melhor as bactérias em condições ligeiramente ácidas. Parece pertencer a um grupo de enzimas elastolíticas muito próximas ou idênticas, que incluem a proteinase 3, a proteína do grânulo azurófilo -7 (AGP-7). A proteína-7 do grânulo azurófilo ou p29b é uma proteína de neutrófilos altamente abundante, transcrita geneticamente em células progenitoras mielóides e monocíticas primitivas e expressa em células da linhagem dos granulócitos e monócitos, especialmente neutrófilos, mas incluindo mastócitos e basófilos. Localiza-se principalmente nos grânulos azurófilos primários da célula madura, mas também está presente em grânulos específicos, vesículas secretoras e na superfície celular. É expressa constitutivamente na membrana por neutrófilos nativos do sangue periférico de indivíduos saudáveis (conhecida como PR3 "constitutiva") e é segregada para o meio extracelular por neutrófilos activados após a translocação dos grânulos para a membrana celular (conhecida como PR3 "induzida"), o que contribui para o papel imunitário defensivo do neutrófilo, incluindo uma variedade de processos celulares, clivando proteínas do hospedeiro em péptidos antibacterianos e activando citocinas pró-inflamatórias. Sabe-se que a PR3 modula uma série de funções das citocinas, com impacto em processos como o metabolismo e a geração de inflamassomas. A enzima facilita o aumento da produção e/ou a modulação de citocinas pró-inflamatórias e a redução da produção de citocinas anti-inflamatórias.

B) **Grânulos secundários ou específicos**: - São produzidos na fase de mielócito e continuam a ser produzidos durante algum tempo durante a fase pós-mitótica. Como estes grânulos aparecem em segundo lugar, são também conhecidos como grânulos secundários. Os grânulos específicos (120 -140 por célula) acabam por ultrapassar os grânulos azurófilos (60-70 por célula) porque a divisão celular dilui os grânulos azurófilos e os grânulos específicos continuam a ser sintetizados durante a fase mitótica. Estes grânulos são libertados para o espaço extracelular durante o movimento celular ou em resposta a estímulos específicos e formam o componente secretor dos PMN. Parece que várias vias diferentes regulam esta atividade secretora. Contêm Apo lactoferrina, proteínas de ligação à vitamina B-12, ativador do plasminogénio, lisozimas, lactoferrina, fosfatase alcalina, fagocitina, colagenase e citocromo b. Os grânulos específicos também contêm quatro tipos de receptores da matriz extracelular (receptores de laminina, fibronectina, vitronectina, bem como o recetor para C3bi/fibrinogénio CD11b/CD18) que foram designados por "adesomas". Os grânulos específicos também contêm uma série de moléculas ligadas à membrana que também são expressas na superfície celular. Estas incluem CD11, CD18, CD66a, CD66b, NB-1 (CD177), receptores de f-met-leu-phe (FMLP), receptores de C5a e citocromo b 558. A importância dos grânulos específicos na função dos neutrófilos é demonstrada em doentes que não possuem grânulos específicos; estes doentes são susceptíveis a infecções cutâneas e respiratórias repetidas e têm uma quimiotaxia e adesão de neutrófilos deficientes.

COMPONENTES DA MATRIZ DOS GRÂNULOS SECUNDÁRIOS

Apo-lactoferrina

Liga-se ao ferro, privando assim as bactérias do ferro essencial para o crescimento celular. Os efeitos bacteriostáticos são atribuídos à privação de ferro, enquanto os efeitos bactericidas são o segundo mecanismo que envolve a desestabilização da membrana externa bacteriana por quelação de catiões de cálcio, magnésio e ferro.

Colagenase (MMP-8 ou Colagenase-2)

A colagenase nos neutrófilos humanos encontra-se em grânulos intracelulares que podem ser estimulados para serem segregados com acetato de forbol mirístico. A colagenase de neutrófilos é um importante mediador da destruição de tecidos em doenças inflamatórias. Degrada o colagénio, aumentando assim os movimentos dos neutrófilos através do colagénio. A colagenase de neutrófilos pode clivar proteínas naturais como a fibronectina, o aggrecan da cartilagem e as serpinas e péptidos como a angiotensina e a substância P. Encontra-se em grânulos específicos de neutrófilos, mas também é expressa por diversos tipos de células, incluindo células epiteliais, fibroblastos, macrófagos e células endoteliais. Nos seres humanos, a proteína MMP-8 é codificada pelo gene MMP-8 e é expressa durante a fase de desenvolvimento dos mielócitos dos precursores polimorfonucleares (PMN) na medula óssea, que é armazenada como uma enzima latente (pro-MMP-8) nos grânulos específicos das células polimorfonucleares. A pró-MMP-8 é rapidamente libertada dos PMN activados que sofrem desgranulação e é activada através do mecanismo de troca de cisteína para produzir a forma ativa da enzima num local inflamatório. Os inibidores endógenos das MMP, os TIMP, podem inibir a MMP-8. Por conseguinte, a atividade da MMP-8 num tecido num determinado momento depende das quantidades relativas dos seus estímulos transcricionais, dos activadores do zimogénio e dos inibidores enzimáticos que estão presentes nesse tecido nesse momento. Estas proteínas estão envolvidas na degradação da matriz extracelular no desenvolvimento embrionário, na reprodução e na remodelação dos tecidos, bem como em processos patológicos, como a artrite e as metástases. Estudos de infecções periodontais anaeróbias mostraram que a MMP-8 ativa no fluido crevicular gengival está associada à degradação dos tecidos periodontais na periodontite progressiva, enquanto a enzima latente é predominante na gengivite. Uma vez que a ativação da MMP-8 parece ser um passo crucial na periodontite.

Fagocitina

Trata-se de uma substância biologicamente ativa bactericida extraída de grânulos de leucócitos polimorfonucleares a um pH 4-5. Destrói a membrana das células sem as lisar. Está presente apenas nos neutrófilos e ausente nos macrófagos e noutras células dos tecidos. Tem uma caraterística de proteína básica com propriedades gerais semelhantes às da proteína globulina. Tem uma potente atividade bactericida contra microrganismos gram-positivos e gram-negativos. Para além da fagocitina, as células dos neutrófilos contêm uma série de hidrolases ácidas, tais como fosfatase ácida, RNAse, DNAse, nucleotidases e β-glucuronidase.

Proteína de ligação à vitamina B12 (Cobalofilina ou Transcobalamina I ou haptocorrina)

A transcobalamina I (TCI) é um membro da família de proteínas ligantes da vitamina B12 que se encontram numa variedade de tecidos e secreções, incluindo leite, saliva, lágrimas e bílis. É um dos principais constituintes proteicos dos grânulos secundários dos neutrófilos maduros. Estão estreitamente relacionadas do ponto de vista imunológico e têm uma composição de aminoácidos quase idêntica. Pode exercer efeitos antimicrobianos contra os auxotróficos de vitamina B12. É comummente elevada em síndromes hiper-leucocíticas e é considerada um marcador de doença mieloproliferativa. O gene TCI pode assim servir como um importante marcador de desenvolvimento para a maturação dos neutrófilos. Nos seres humanos, a absorção e o transporte da cobalamina (vitamina B12) são mediados por três proteínas estruturais afins: a transcobalamina (TC), que transporta a cobalamina através da corrente sanguínea e assegura a sua absorção celular; a haptocorrina (HC), que transporta a maior parte da cobalamina circulante, bem como análogos inactivos da vitamina; e o fator intrínseco (FI), que facilita a absorção intestinal da vitamina.

Fosfatase alcalina (ALP)

A ALP é uma glicoproteína de membrana ligada ao fosfatidilinositol que existe em pelo menos quatro isoformas e está presente em muitos tipos de células e tecidos diferentes, incluindo os neutrófilos. A ALP é conhecida por catalisar actividades de fosfatase de fosfoproteínas, bem como reacções de transfosforilação, mas o significado biológico da enzima não foi estabelecido. No entanto, foi sugerido que a ALP está envolvida na calcificação óssea, no transporte de fosfato nas células epiteliais intestinais e no transporte de imunoglobulinas através da placenta. Nos neutrófilos de indivíduos saudáveis, a ALP está localizada principalmente nas vesículas secretoras, os organelos de armazenamento mais facilmente mobilizados no neutrófilo. As vesículas secretoras constituem uma forma especializada de vesícula endocítica que se forma durante a maturação dos neutrófilos. Para além da ALP, a membrana da vesícula secretora contém o recetor do complemento (CR3, Mac-1) e receptores para péptidos quimiotácticos formilados. Durante uma infeção bacteriana, são produzidas substâncias como produtos bacterianos, factores estimuladores de colónias, pirogénios endógenos e componentes do sistema do complemento que podem influenciar as actividades das funções dos neutrófilos. Uma resposta caraterística dos neutrófilos às infecções bacterianas é o aumento acentuado da atividade da fosfatase alcalina (ALP). Após o início de uma infeção, a atividade da ALP nos neutrófilos aumenta rapidamente (em poucas horas) para um nível que é várias vezes superior ao observado nos neutrófilos de indivíduos saudáveis.

Lactoferrina (Lactotransferrina)

A lactoferrina é uma glicoproteína de ligação ao ferro, pertencente à família das transferrinas. Tem uma afinidade muito elevada pelo Fe +++, superior à da transferrina. Observou-se que os neutrófilos, após desgranulação, são a principal fonte de lactoferrina no plasma sanguíneo. A lactoferrina encontra-se principalmente nos fluidos exócrinos humanos (como o leite materno ou as lágrimas) e os grânulos específicos (grânulos secundários) dos neutrófilos humanos apresentam propriedades antibacterianas. Uma vez que as bactérias necessitam de ferro para crescer, uma estratégia de defesa do hospedeiro inclui a privação de ferro. As proteínas de ligação ao ferro, como a ferritina e a transferrina, são utilizadas principalmente para o armazenamento intra-celular de ferro e para o transporte extracelular de ferro, respetivamente. A lactoferrina pode contribuir para a defesa contra a invasão de bactérias intracelulares facultativas nas células, ligando-se tanto aos glicosaminoglicanos da membrana da célula-alvo como às invasões bacterianas, o que impede a adesão dos agentes patogénicos às células-alvo. A lactoferrina é capaz de se ligar a determinados vírus de ADN e ARN. No entanto, a sua principal contribuição para a defesa antiviral consiste na sua ligação aos glicosaminoglicanos da membrana celular. Desta forma, a lactoferrina impede que os vírus entrem nas células e a infeção é interrompida numa fase inicial. Devido às suas propriedades de ligação ao ferro e às interações com células e moléculas-alvo, a lactoferrina pode influenciar tanto positiva como negativamente as células do sistema imunitário e as células envolvidas na reação inflamatória. Por um lado, a lactoferrina pode apoiar a proliferação, a diferenciação e a ativação das células do sistema imunitário e reforçar a resposta imunitária. Por outro lado, a lactoferrina actua como um efeito anti-inflamatório, opondo-se às actividades da interação entre a proteína de ligação ao LPS e o CD14.

Citocromo b

O citocromo b, também designado por citocromo b 558", é uma estrutura heterodimérica constituída por uma subunidade de 22 kDa e outra de 91 kDa. Trata-se de uma proteína heme que se encontra apenas nos neutrófilos, monócitos e eosinófilos. Está codificada no cromossoma X e a subunidade 22 k dal está provavelmente codificada no cromossoma 16. A subunidade 91-kdal recombinante possui uma estrutura primária consistente com uma proteína de ligação ao FAD (proteína de ligação à flavina) e, recentemente, demonstrou-se que liga tanto o NADPH (nicotinamida adenina dinucleótido fosfato reduzido) como o FAD (proteína de ligação à flavina).[18] As proteínas de ligação ao FAD são geralmente utilizadas para acoplar dadores de dois electrões, como o NADPH, a transportadores de um único eletrão, como o ferro heme. Cerca de 80% do citocromo b localiza-se nos grânulos específicos e 20% na membrana plasmática. Sugere-se que o citocromo b possa localizar-se noutro organelo, os grânulos terciários. Foram recentemente identificadas três novas proteínas de grânulos específicos que podem vir a contribuir significativamente para a função do neutrófilo.

Lipocalina associada à gelatinase neutrofílica (NGAL)

É um membro da família de proteínas lipocalina, que foram recentemente vistas por Flower. As lipocalinas são proteínas de 25 a 30 kDa que têm uma estrutura tridimensional que tem sido associada a um filtro de café. O seu nome deve-se à sua capacidade de se complexar com a gelatinase (lipocalina associada à gelatinase de neutrófilos). As lipocalinas compreendem uma classe de proteínas que se caracterizam por oito filamentos que formam um barril que define um cálice. O cálice liga e transporta moléculas de baixo peso molecular, que se pensa definirem a atividade biológica da lipocalina. A expressão da NGAL aumenta 1000 vezes nos seres humanos e nos roedores em resposta à lesão tubular renal e aparece tão rapidamente na urina e no soro que é útil como biomarcador precoce da insuficiência renal. Existe a hipótese de a NGAL poder participar na regulação da resposta inflamatória através da ligação de pequenos mediadores inflamatórios lipofílicos, como o FMLP (N formil 1 - metionil - 1 - leucil - 1 fenilamina), o PAF (fator de ativação plaquetária), o LTB4 (leucotrieno B4) e o LPS (lipopolissacárido). A NGAL modula várias respostas celulares, tais como a proliferação, a apoptose e a diferenciação, mas o seu mecanismo não é bem compreendido.

hcap-18

É também designado por FALL-39 ou péptido antimicrobiano catiónico humano (CAMP). É o único membro humano da família das catelicidinas de proteínas antibacterianas e de ligação aos lipopolissacáridos. Estas proteínas codificam os péptidos LL-37, que começam com dois resíduos de leucina no seu terminal N, com 37 resíduos de AA (aminoácidos), com um peso molecular de 14 kDa, que é homólogo à catelina, uma proteína purificada de neutrófilos. As catelicidinas são armazenadas como proteínas intactas em grânulos específicos de neutrófilos e macrófagos e podem ser libertadas extracelularmente após a ativação dos leucócitos. A LL-37 é expressa em várias células e tecidos, tais como neutrófilos circulantes e células mielóides da medula óssea, células epiteliais da pele, e também é expressa no trato gastrointestinal, bem como no epidídimo e nos pulmões. A expressão foi igualmente detectada no epitélio escamoso da boca, da língua, do esófago e no epitélio da mucosa do cólon e dos brônquios. Além disso, a produção de LL-37 nos macrófagos é estimulada pela vitamina D libertada pela luz solar através da pele. A catelicidina humana actua na promoção da cicatrização de feridas, como factores antimicrobianos diretos e indirectos e pode também modular a imunidade adaptativa.

SGP 28

Trata-se de uma glicoproteína de grânulos específicos com um peso molecular de 28 KDa e daí o seu nome. Constituem uma família de proteínas secretoras ricas em cisteína denominadas CRISPs (proteínas secretoras ricas em cisteína). A SGP28 foi originalmente descoberta em neutrófilos humanos, mas os transcritos estão amplamente distribuídos nas glândulas exócrinas (glândulas salivares, pâncreas e próstata) e também se encontram em níveis mais baixos no epidídimo, ovário, timo e cólon. Existem proteínas que se acredita serem importantes para a resistência a infecções causadas por vírus, bactérias e fungos.

C) **Grânulos terciários ou grânulos secretores**: São os mais rápida e prontamente secretados. Estes grânulos contêm fosfatase alcalina e citocromo b e acredita-se que desempenham um papel importante na adesão celular. A sua função é a substituição dos receptores de superfície celular. Os grânulos secretores contêm a enzima gelatinase e foi referido que a libertação desta enzima pode estar relacionada com o aumento da expressão das glicoproteínas promotoras da adesão que funcionam como receptores do componente c3bi do complemento e medeiam a ligação dos PMN. Mollinedo et al. demonstraram que a secreção de gelatinase se correlaciona com o aumento da expressão dos receptores de membrana plasmática CDIIb, CDIIa e CD18, sugerindo que a função dos neutrófilos pode ser regulada através da mobilização de grânulos ricos em gelatinase. Estes grânulos terciários também contêm catepsina B, D, β-D glucuronidase, -manosidase, acetil transferase e lisozima em pequenas quantidades.

VESÍCULAS SECRETORAS/FOSFOSSOMAS

São importantes devido à sua membrana, que é particularmente rica em receptores. Contêm fosfatase alcalina, citocromo b, integrinas β-2 CD14, CD16 e receptores de N-formil -1-metionil -1-leucil-1-fenilamina (FMLP). As vesículas secretoras podem ser reguladas para a superfície mesmo na ausência de cálcio extracelular, em contraste com os grânulos específicos e de gelatinase que necessitam de cálcio extracelular para serem libertados. As vesículas secretoras mobilizam a membrana celular e alteram o fenótipo dos PMNs. O PMN inativo é transformado numa célula capaz de interagir com o endotélio, os monócitos e as células dendríticas que recebem um sinal inflamatório do ambiente. Normalmente, as proteínas de membrana localizadas na membrana do grânulo translocam-se para a membrana de superfície e fornecem à célula novos receptores e outras proteínas funcionais. A observação de que as 2 integrinas MAC-

1 se incorporou na membrana plasmática sem exocitose correspondente levou à descoberta da estrutura intracelular mais rapidamente mobilizável, a vesícula secretora.

Ao microscópio eletrónico, as vesículas secretoras aparecem como vesículas de superfície lisa. Uma caraterística que define as vesículas secretoras é a sua translocação rápida e completa para a membrana superficial com uma estimulação fraca. As vesículas secretoras contêm proteínas plasmáticas como a albumina e a proteína de ligação à heparina (HBP). A HBP é também conhecida como CAP37 e é libertada na fase inicial da migração endotelial trans dos PMN. Pensa-se que tem uma importância essencial no aumento da permeabilidade vascular induzido pelos PMN e na adesão dos monócitos às células endoteliais.

CALPROTECTINA

A calprotectina, um membro da família alargada de proteínas S-100 de ligação ao cálcio, está presente em concentrações notavelmente elevadas no citoplasma dos neutrófilos humanos. O complexo de calprotectina é uma mistura de duas proteínas citosólicas estruturalmente relacionadas: a proteína relacionada com o fator de inibição da migração (MRP)-8, de 10 kDa, e a proteína relacionada com o fator de inibição da migração (MRP-14), de 14 kDa. O complexo de calprotectina também tem sido chamado de "proteína L1 e calgranulina" e exerce efeitos antimicrobianos reversíveis de zinco. Embora não sejam segregadas por neutrófilos intactos, a libertação de calprotectina de neutrófilos mortos e moribundos cria concentrações elevadas da proteína em fluidos inflamatórios ou de abcessos e no lúmen do trato intestinal de doentes com doença inflamatória intestinal. É libertada pela ativação dos leucócitos em consequência de uma doença inflamatória. O citosol também contém um fator antimicrobiano chamado calprotectina e, para que conste, a proteína nuclear, as histonas, são microbicidas. As actividades antimicrobianas das proteínas não granulares (histonas, calprotectina) não foram anteriormente realçadas devido ao intenso preconceito dos neutrófilos e dos biólogos celulares, que acreditam que apenas as proteínas granulares são antimicrobianas e que se esquecem de que muitas proteínas são multifuncionais. Assim, embora as histonas desempenhem um papel muito importante na arquitetura do complexo ácido nucleico-proteína, podem ter outro objetivo. O recente isolamento de três proteínas microbicidas de grânulos de macrófagos de ratinho fornece-nos alguma informação. Estas proteínas foram designadas "proteínas microbicidas murinas 1,2 e 3" ou Mump-1-3, "Mump-1 e Mump-2 parecem ser membros da família das histonas altamente variáveis. Pode ser microbiostático a baixa concentração e microbicida a alta concentração contra leveduras Candida albicans. Além disso, pode inibir a proliferação de células normais e malignas, provavelmente através do sequestro de zinco, que é um elemento crítico para muitas enzimas, em particular, as metaloproteinases como a MMP-2, MMP-3, MMP-7, MMP-8, MMP-9 e MMP-13 são inibidas in vitro pela calprotectina em concentrações biologicamente relevantes, sugerindo que pode ter funções reguladoras importantes.

MATRIZ CITOESQUELÉTICA

Como muitas outras células, os neutrófilos contêm um citoesqueleto complexo. As alterações na distribuição dos elementos do citoesqueleto podem ser importantes na quimiotaxia, fagocitose e exocitose. Foram identificados muitos componentes proteicos deste citoesqueleto, incluindo a actina, a proteína de ligação à actina, a α-actinina, a gelsolina, a profilina, a miosina, a tubulina e a tropomiosina. A actina representa aproximadamente 10% das proteínas dos neutrófilos. O citoesqueleto desempenha um papel fundamental na função dos neutrófilos.

EICOSANÓIDES (Lipoxigenase)

São metabolitos derivados oxidativamente de um ácido gordo de 20 carbonos, pertencem a uma família de enzimas peroxidantes de lípidos que oxidam o araquidonato livre e formam eicosanóides. Comportam-se como hormonas e permitem que as células afectem os tecidos locais que as rodeiam. São de alguma importância nos neutrófilos, que são relativamente limitados na transcrição de proteínas, que podem exercer um efeito extracelular. Os neutrófilos expressam a isoforma 5-LOX, que gera importantes reguladores da resposta imunitária, incluindo o ácido 5-hidroxieicosatetraenóico (HETE), o leucotrieno B4, as resolvinas, as lipoxinas e os leucotrienos cisteínicos. A 5-LOX apresenta um perfil de indução e uma distribuição tecidular distintos das outras isoformas de LOX dos mamíferos e os seus produtos ácidos livres participam na inflamação através do aumento da ativação dos leucócitos e da mediação da broncoconstrição ou da vasoconstrição. A ativação de células inflamatórias agudas provoca uma libertação local de ácido eicosanóico dos fosfolípidos das membranas plasmáticas da célula. Esta atividade é catalisada pela fosfolipase A2 e inibida pelo glucocorticoide anti-inflamatório.

Distribuição dos Neutrófilos

Existem três pools diferentes, onde residem as diferentes variedades de leucócitos. Estes são: (i) pool da medula óssea, (ii) pool do sangue e (iii) pool dos tecidos.[8]

Por exemplo, no caso dos neutrófilos, 90% deles residem no pool da medula óssea [medula óssea vermelha (MOS)], 3% no pool sanguíneo (intravascular) e 7% nos tecidos (pool tecidular).

O pool sanguíneo é novamente dividido em duas subclasses: (a) pool circulante (no sangue corrente) e (b) pool marginal (neutrófilos aderentes ao endotélio vascular).

No caso dos eosinófilos, a maior parte deles reside no pool de tecidos.

FUNÇÕES DOS NEUTRÓFILOS

As principais funções dos neutrófilos são as seguintes

1. Migração transepitelial
2. Migração Trans-Endotelial

a) Rolamento

b) Um insulto ao tecido local

c) Sinalização do endotélio

d) Rastejamento intra-luminal e aumento do rolamento)

e) Sinal de paragem de rolamento

f) Reforço da aderência

g) Fase Zipper (Migração através da membrana basal e migração intersticial)

3. Quimiotaxia (Migração)

a) Fator de quimiotaxia (Factores endógenos e exógenos)

4. Marginação
5. Emigração
6. Opsonização Ligação dos neutrófilos à opsonina alvo
7. Fagocitose (Engolfamento)
8. Eliminação intercelular de micróbios (eliminação intrafagolisossómica)

1) Mecanismo não oxidativo

2) Oxidativo - sistema NADPH oxidase

1. MIGRAÇÃO TRANS-EPITELIAL

A migração transepitelial de neutrófilos (PMN) desempenha um papel importante na defesa epitelial da mucosa em doenças inflamatórias. Quando a resposta inflamatória é iniciada no epitélio, os PMNs têm de sair da corrente sanguínea e atravessar o endotélio, a lâmina própria e, em seguida, a junção estanque para chegar finalmente ao lado luminal do epitélio.

2. MIGRAÇÃO TRANS-ENDOTELIAL

É a interação selectiva entre os leucócitos e o endotélio que faz com que os leucócitos abram caminho entre as células endoteliais para saírem do sangue e entrarem nos tecidos. O recrutamento de neutrófilos para os tecidos, também conhecido como cascata de extravasamento de neutrófilos, é um processo com várias etapas. Os neutrófilos flutuantes são primeiro capturados na superfície da CE em resposta a citocinas inflamatórias e peptídeos derivados de bactérias através da regulação positiva de moléculas adesivas na superfície luminal endotelial

3. QUIMIOTAXIA (MIGRAÇÃO)

A quimiotaxia é o movimento dirigido de uma célula ao longo de um gradiente químico. O neutrófilo é atraído por sinais químicos (quimiotaxinas) de várias fontes. Esta multiplicidade permite que o neutrófilo responda a muitos insultos diferentes e também fornece um sistema redundante que permite que o neutrófilo responda ao insulto mesmo que um recetor esteja defeituoso.

4. MARGINAÇÃO

A mobilização de neutrófilos não estimulados da medula para a circulação é controlada por uma variedade de factores de sinalização, como a IL-1, o fator de necrose tumoral a (TNF-), os factores estimuladores de colónias e os fragmentos de complemento.

5. EMIGRAÇÃO

Uma vez fixados, os neutrófilos alinham-se ativamente ao longo do endotélio e migram para fora da vénula e para o tecido adjacente, num processo designado por emigração

6. OPSONIZAÇÃO - LIGAÇÃO DOS NEUTRÓFILOS À OPSONINA ALVO

A opsonização refere-se ao processo de revestimento de uma partícula com uma molécula reconhecível para permitir a ingestão fagocitária. De uma forma simplista, existem dois tipos de opsonina que devem ser considerados: o metabolito do complemento, iC3b, e a imunoglobulina G (IgG)

7. FAGOCITOSE (ENGOLFAMENTO)

Quando chegam a um local lesionado, os neutrófilos iniciam imediatamente o processo de eliminação de quaisquer bactérias, detritos celulares ou matérias estranhas na área.

A fagocitose consiste no reconhecimento e na ingestão de partículas maiores do que 0,5 µm numa vesícula derivada da membrana plasmática, conhecida como fagossoma.

8. ELIMINAÇÃO INTERCELULAR DE MICRÓBIOS (ELIMINAÇÃO INTRAFAGOLISOSSÓMICA)

Os neutrófilos possuem mecanismos oxidativos e não oxidativos para exercerem efeitos antimicrobianos. Os mecanismos oxidativos baseiam-se na redução do oxigénio, com a consequente formação de metabolitos tóxicos do oxigénio. Os mecanismos não oxidativos, em geral, parecem basear-se em actividades antibióticas perturbadoras da membrana de péptidos ou domínios de péptidos dentro de proteínas maiores.

PLASMA SANGUÍNEO

O plasma, também conhecido como plasma sanguíneo, tem um aspeto amarelo-claro ou cor de palha. Serve como base líquida para o sangue total. O plasma é constituído por sangue total sem eritrócitos, leucócitos e trombócitos (plaquetas).[19] O soro, por vezes erradamente considerado sinónimo de plasma, é constituído por plasma sem fibrinogénio. O plasma contém 91% a 92% de água e 8% a 9% de sólidos. É constituído principalmente por:

1. Os coagulantes, principalmente o fibrinogénio, ajudam na coagulação do sangue

2. Proteínas plasmáticas, como a albumina e a globulina, que ajudam a manter a pressão osmótica coloidal a cerca de 25 mmHg

3. Os electrólitos como o sódio, o potássio, o bicarbonato, o cloreto e o cálcio ajudam a manter o pH do sangue

4. As imunoglobulinas ajudam a combater as infecções e várias outras pequenas quantidades de enzimas, hormonas e vitaminas

NÍVEL CELULAR

A gravidade específica do plasma é de 1,022 a 1,026, em comparação com a gravidade específica do sangue, que é de 1,052 a 1,061. O plasma constitui 55% e os glóbulos vermelhos 45% do sangue total. Os quatro principais produtos derivados do plasma que podem ser utilizados são o plasma fresco congelado (FFP), o plasma congelado nas 24 horas seguintes à flebotomia (FP24), o plasma pobre em crioprecipitado (CPP) e o plasma descongelado. O FP24, o CPP e o plasma descongelado contêm quantidades variáveis de factores de coagulação.[20]

DESENVOLVIMENTO

As proteínas plasmáticas, por outro lado, têm órgãos distintos que as produzem com base na fase de desenvolvimento de um indivíduo.

No embrião, na fase embrionária, as células mesenquimais são responsáveis pela produção de plasmócitos. A primeira proteína a ser sintetizada é a albumina, seguida da globulina e das outras proteínas plasmáticas.

No adulto, as células reticuloendoteliais do fígado são responsáveis pela síntese das proteínas plasmáticas no adulto. A medula óssea, as células sanguíneas em degeneração, as células dos tecidos do corpo em geral e o baço também contribuem para a formação das proteínas plasmáticas. As gamaglobulinas têm origem nos linfócitos B, que, por sua vez, formam as imunoglobulinas.

Proteínas plasmáticas

As proteínas do sangue, também designadas por proteínas plasmáticas, são proteínas presentes no plasma sanguíneo. Desempenham muitas funções diferentes, incluindo o transporte de lípidos, hormonas, vitaminas e minerais, a atividade e o funcionamento do sistema imunitário. Outras proteínas do sangue actuam como enzimas, componentes do complemento, inibidores de proteases ou precursores de cininas. Contrariamente à crença popular, a hemoglobina não é uma proteína do sangue, uma vez que é transportada nos glóbulos vermelhos e não no soro sanguíneo.[19]

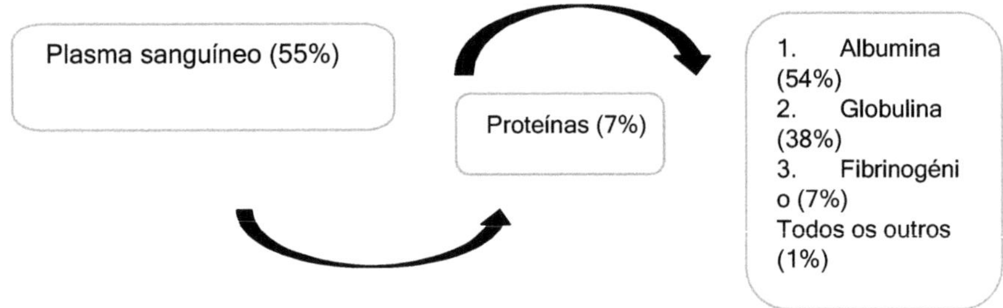

Figura 6: O sangue contém diferentes tipos de proteínas.

A albumina sérica representa 55% das proteínas do sangue, é um dos principais contribuintes para a manutenção da pressão oncótica do plasma e ajuda, como transportador, no transporte de lípidos e hormonas esteróides. As globulinas constituem 38% das proteínas do sangue e transportam iões, hormonas e lípidos, contribuindo para a função imunitária. O fibrinogénio representa 7% das proteínas do sangue; a conversão do fibrinogénio em fibrina insolúvel é essencial para a coagulação do sangue. As restantes proteínas plasmáticas (1%) são proteínas reguladoras, tais como enzimas, proenzimas e hormonas. Todas as proteínas do sangue são sintetizadas no fígado, exceto as gamaglobulinas.

A separação das proteínas do soro por eletroforese é uma ferramenta de diagnóstico valiosa, bem como uma forma de monitorizar a evolução clínica. A investigação atual sobre as proteínas do plasma sanguíneo centra-se na realização de análises proteómicas do soro/plasma na procura de biomarcadores.

Quadro 3: Resumo dos principais componentes, função e abundância das proteínas do soro

N.º Sr.	Proteínas	Valor normal	Peso molar	Funções	Abundância
1.	Albumina	3-5-5 gm/dl	66.50 D	1. Prevenir a fuga dos vasos sanguíneos. 2. Cresce e cicatriza os tecidos	55%
2.	Globulina	2-3 gm/dl	90000-150000 D	Participar no sistema imunitário	38%
3.	Fibrinogénio	0,3-0,4 gm/dl	400000-500000 D	Coagulação do sangue	7%
4.	Factores de coagulação	0,1 gm/dl		Controlar a hemorragia em caso de ferimento, corte	<1%
5.	Proteínas reguladoras/ Factores de transcrição	0,1 gm/dl		Regulação a expressão genética das proteínas reguladoras	<1%

TIPOS DE PROTEÍNAS PLASMÁTICAS ALBUMINA

A proteína mais abundante e conhecida do plasma sanguíneo é a albumina. Ao contrário de outras proteínas do soro, a albumina tem vários papéis fisiológicos. Para o transporte de ácidos gordos e bilirrubina, a pressão osmótica do sangue é um fator necessário e esta pressão surge devido às albuminas presentes no sangue. É constituída por cerca de 580 resíduos ligados através de ligações peptídicas que formam uma única cadeia.[21] A albumina sérica apresenta múltiplas funções, ou seja, afinidade de ligação a ligandos, propriedades de transporte, propriedades antioxidantes e funções enzimáticas. O seu isolamento pode ser feito utilizando a técnica de eletroforese.[22] A albumina sérica é concebida pelo fígado e é solúvel em água. É um monómero em animação. As substâncias que contêm albumina são designadas por albuminóides.[21] 3,5 a 5g/dl é um intervalo comum de albumina sérica nos adultos e 2,5 a 5,5g/dl nas crianças com menos de 3 anos de idade. Por vezes, a baixa albumina [hipoalbuminemia] pode ser afetada por insuficiência cardíaca, desnutrição, e o caso da alta albumina [hiperalbuminemia] é afetado por deficiência de vitaminas, queimaduras, etc.[23]

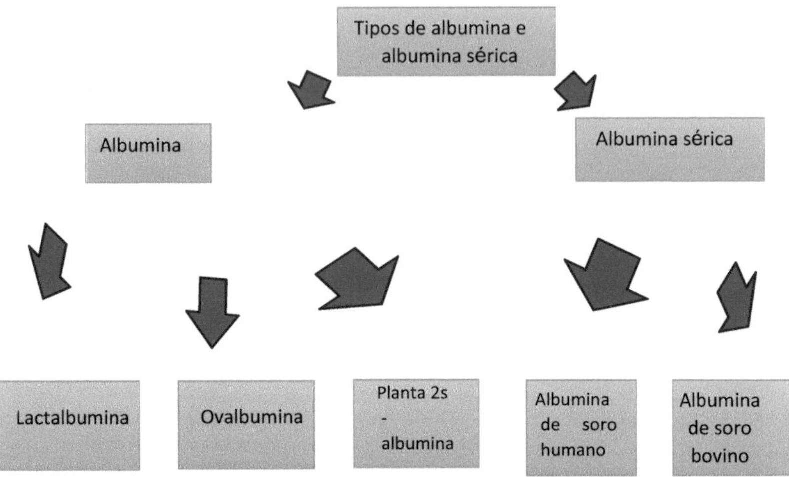

Figura 7: Tipos de albumina e albumina sérica

COMPOSIÇÃO

A albumina do soro humano é a proteína mais abundante e contém apenas resíduos de aminoácidos. Entre todas as proteínas plasmáticas, só não contém hidratos de carbono, mas a BSA é uma proteína globular que contém apenas resíduos de aminoácidos.

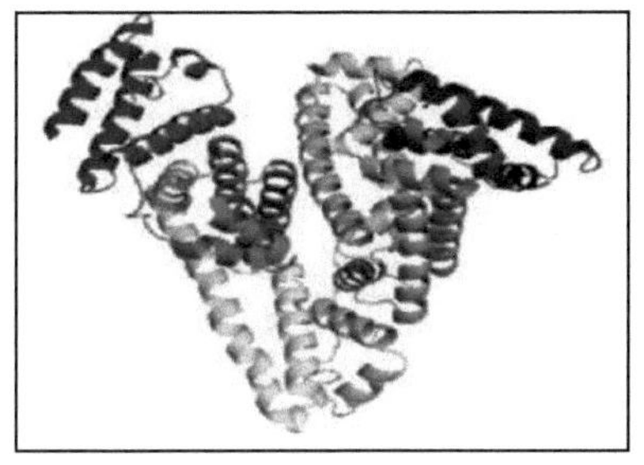

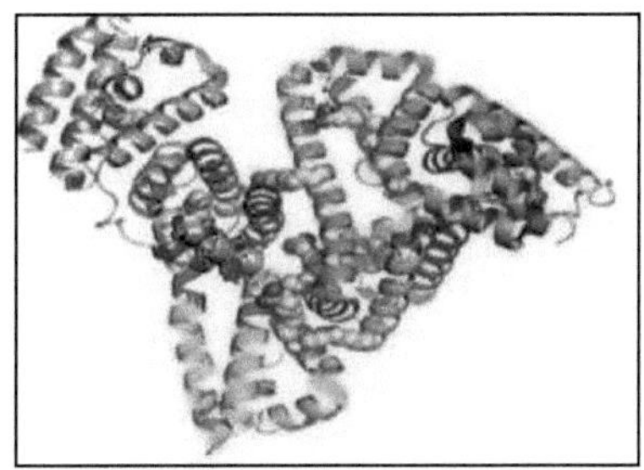

Figura 8: Proteína do soro humano Figura 9: Proteína do soro bovino

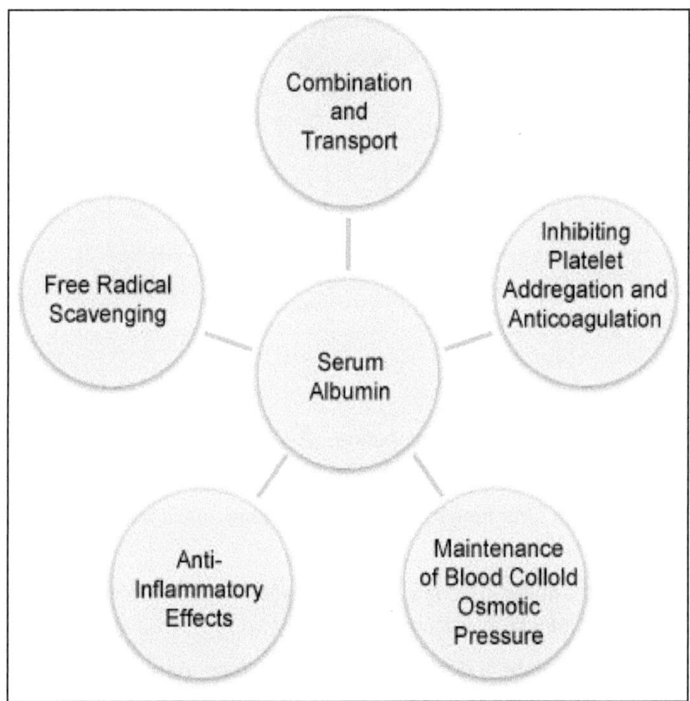

Figura 10: Funções da albumina sérica

GLOBULINA

A globulina é formada por diferentes proteínas chamadas tipos alfa, beta e gama (38% das proteínas do sangue), mas algumas das globulinas são produzidas principalmente pelo fígado, enquanto outras são produzidas pelo sistema imunitário. Algumas das globulinas apresentam a ligação com a hemoglobina. Outras globulinas transportam funções e combatem infecções.[24] A globulina que contém a proteína de ligação mais importante é a chamada globulina de ligação a corticosteróides. A sua capacidade de conformação altera uma forma invulgar de ligação ao cortisol para uma baixa afinidade de ligação.[25]

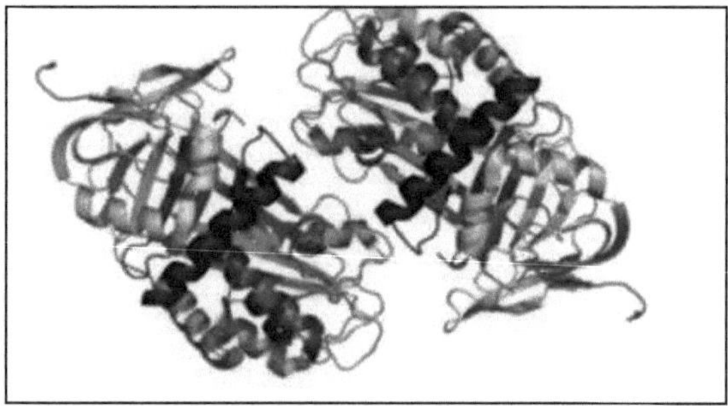

Figura 11: Estrutura da globulina

Tipos de globulina

1. Alfa-1 globulinas: É a principal globulina. É produzida principalmente nos pulmões e no fígado e aumenta com a inflamação.

2. Alfa-2 globulinas: Tem uma função específica, ou seja, inibidora da coagulação através da inibição de aminoácidos.

3. Beta globulinas: têm muitas funções, como a função hepática, a coagulação do sangue e a luta contra as infecções, etc.

4. Gamaglobulinas: são também designadas por anticorpos. Ajudam a prevenir e a lutar contra infecções virais e antibacterianas.

FIBRINOGÉNIO

O fibrinogénio é um complexo glicoproteico e é produzido no fígado. É também designado por ensaio do fator I. O fibrinogénio é um dos 13 factores de coagulação responsáveis pela coagulação do sangue. O fibrinogénio está ausente no soro porque é convertido em fibrina durante a coagulação do sangue.[26]

Estrutura do fibrinogénio

A estrutura das moléculas de fibrinogénio é composta principalmente por dois conjuntos de cadeias ligadas por pontes de dissulfureto e as suas cadeias contêm cadeias ligadas por pontes alfa, beta e gama. Cada molécula da estrutura do fibrinogénio contém os dois domínios E centrais ligados aos domínios D externos por um segmento em espiral.[27]

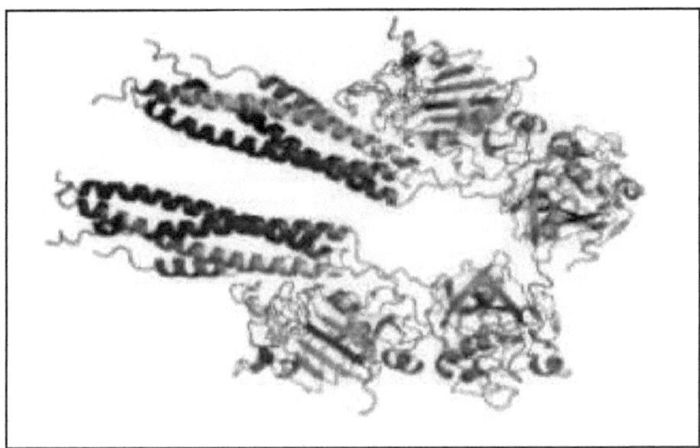

Figura 12: Estrutura do fibrinogénio

FUNÇÕES DAS PROTEÍNAS PLASMÁTICAS

Uma vez que o plasma constitui a base líquida do sangue, as funções desempenhadas pelo plasma e pelo sangue sobrepõem-se. A multiplicidade de funções inclui:

- *Coagulação*: o fibrinogénio desempenha um papel importante na coagulação do sangue, juntamente com outros procoagulantes como a trombina e o fator X.
- *Defesa*: as imunoglobulinas e os anticorpos do plasma desempenham um papel importante na defesa do organismo contra bactérias, vírus, fungos e parasitas.
- *Manutenção da pressão osmótica*: a pressão osmótica coloidal é mantida a cerca de 25 mmHg pelas proteínas plasmáticas, como a albumina, sintetizadas pelo fígado.
- *Nutrição*: o transporte de nutrientes como a glicose, os aminoácidos, os lípidos e as vitaminas absorvidos do trato digestivo para as diferentes partes do corpo funciona como fonte de combustível para o crescimento e o desenvolvimento.
- *Respiração*: transporte de gases respiratórios, ou seja, transporte de oxigénio para os vários órgãos e transporte de dióxido de carbono de volta aos pulmões para excreção.
- *Excreção*: o sangue remove os resíduos azotados produzidos após o metabolismo celular e transporta-os para os rins, pulmões e pele para serem

excretados.

- *Hormonas*: as hormonas são libertadas no sangue e transportadas para os seus órgãos-alvo.

- *Regulação do equilíbrio ácido-base*: as proteínas plasmáticas contribuem para o equilíbrio ácido-base através da sua ação tampão.

- *Regulação da temperatura corporal*: esta é mantida através do equilíbrio entre a perda e o ganho de calor no corpo.

- *Papel na velocidade de sedimentação dos eritrócitos (VSG)*: o fibrinogénio, um reagente de fase aguda, aumenta durante condições inflamatórias agudas e contribui para o aumento da VSG, que é utilizada como ferramenta de diagnóstico e prognóstico.

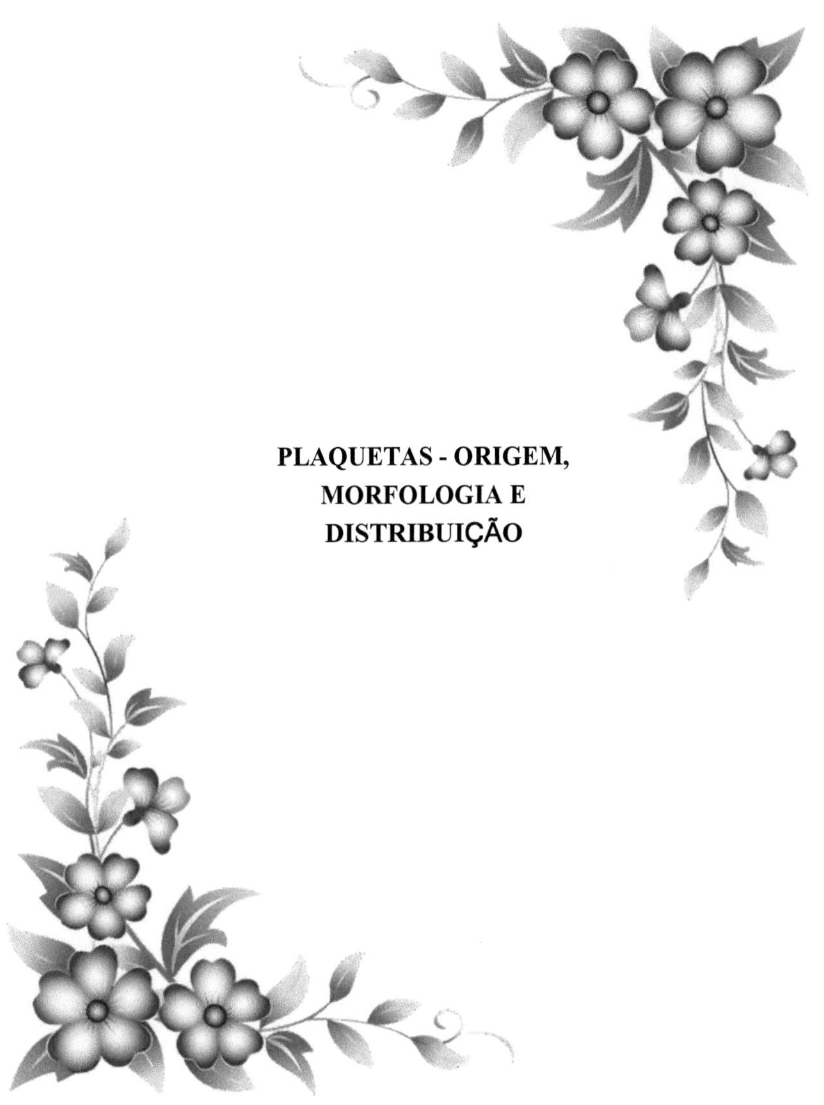

PLAQUETAS - ORIGEM, MORFOLOGIA E DISTRIBUIÇÃO

PLAQUETAS - ORIGEM, MORFOLOGIA E DISTRIBUIÇÃO

MORFOLOGIA

As plaquetas são pequenas massas de citoplasma (diâmetro 2-4 µm), não nucleadas. Quando inactivas, têm uma forma semelhante a um disco, mas as plaquetas activas são esféricas. Normalmente, as plaquetas estão inactivas, mas durante a hemostase tornam-se activas.

MEMBRANA PLAQUETÁRIA

1. A membrana das plaquetas contém (i) glicoproteína e (ii) fosfolípidos. A glicoproteína repele as plaquetas do endotélio vascular normal (não lesionado), pelo que as plaquetas, em condições normais, não aderem ao endotélio vascular. No entanto, pode, através dos receptores da glicoproteína, combinar-se com o colagénio exposto do subendotélio após uma lesão vascular. O fosfolípido desempenha um papel fundamental na formação do coágulo (hemostase secundária). O fosfolípido também liberta ácido araquidónico durante a ativação plaquetária, que é o precursor do tromboxano A2 (TxA_2), que provoca a agregação plaquetária.

2. A membrana plaquetária é extremamente invaginada e, através da sua invaginação, forma uma rede, denominada sistema canalicular. O sistema canalicular é rico em fosfolípidos. Devido à existência do sistema canalicular, os fosfolípidos da membrana podem ocupar um espaço maior no qual os factores de coagulação podem ser adsorvidos. É de recordar que a formação do coágulo ocorre no tampão plaquetário.

3. A membrana plaquetária contém receptores para (i) colagénio, (ii) fator de von Willebrand (vWF), (iii) ADP, bem como (iv) fibrinogénio.

CITOPLASMA DAS PLAQUETAS

Este contém (i) vários grânulos, (ii) proteínas contrácteis e (iii) várias substâncias.

Granulado

- Existem três variedades de grânulos: (i) grânulos α, (ii) grânulos densos ou 8 e (iii) lisossomas.
- Os grânulos α contêm vWF, fibrinogénio e PDGF.
- Os grânulos densos contêm serotonina, ADP.

Proteínas contrácteis

São elas (i) a actina, (ii) a miosina e (iii) a trombostenina. Podem contrair-se.

Várias substâncias

Incluem substâncias químicas como o glicogénio. O citoplasma também contém mitocôndrias e o aparelho de Golgi.

IMPORTÂNCIA DA AUSÊNCIA DE ÁCIDOS NUCLEICOS NAS PLAQUETAS

As plaquetas não têm núcleo, ADN e ARN. Por conseguinte, as plaquetas não podem sintetizar proteínas. Para além disso, todas as enzimas são proteínas. Portanto, as plaquetas não podem sintetizar enzimas. Todas as enzimas presentes nas plaquetas estão presentes desde o seu nascimento (plaquetas). Uma vez destruída uma proteína dentro da plaqueta, esta não pode ser preparada de novo pela plaqueta durante o resto da sua vida (plaquetas).

Esta informação é importante. Para a prevenção de CHD (doença cardíaca coronária), a aspirina é muito popularmente tomada. A aspirina acetila a via da ciclo-oxigenase (COX) e, assim, impede a formação de tromboxano A2 (TA_2) → isto leva à prevenção da agregação plaquetária, o que leva à falha da hemostase primária. Numa situação clínica deste tipo, em que um doente está a tomar aspirina (para prevenção da doença coronária), não deve ser realizada qualquer intervenção cirúrgica, extração de dentes, etc., e essas operações devem ser adiadas por cerca de 8 dias, ou seja, até nascer um novo lote de plaquetas.

CONTAGEM

A contagem normal de plaquetas situa-se normalmente entre 1,5 e 4 centenas de milhar (lac)/µl. Uma contagem de plaquetas abaixo da púrpura/sangramento prolongado) começa a aparecer quando a contagem de plaquetas é < 50.000/µl.

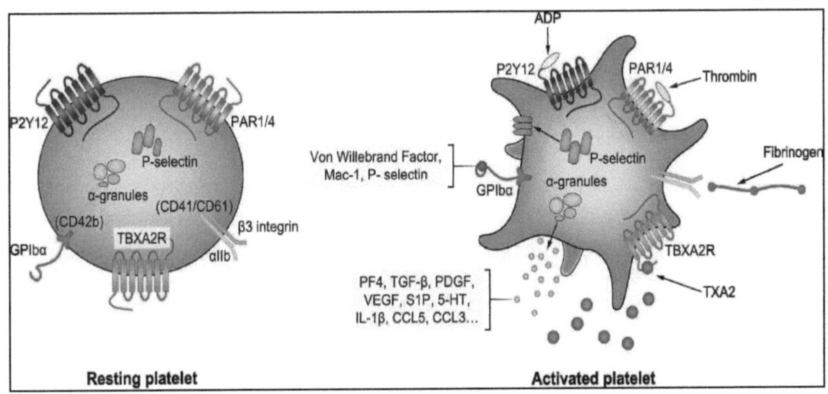

Figura 13: Plaquetas em repouso e plaquetas activadas

Piscinas

Existem 3 reservatórios de plaquetas: (i) reservatório da medula óssea, (ii) sangue e (iii) baço.

Depressão da medula e trombocitopenia

A quimioterapia anticancerígena causa frequentemente depressão da medula óssea. Na depressão da medula óssea, a contagem de glóbulos vermelhos, glóbulos brancos e plaquetas diminui, mas a trombocitopenia (e os consequentes sintomas) é geralmente a mais precoce, porque a reserva de trombócitos da medula óssea é pequena. coagulação do sangue.

FUNÇÕES DAS PLAQUETAS

As plaquetas têm 3 funções principais na hemostase:

1. Na hemostase primária: As plaquetas são necessárias para (i) a formação de um tampão plaquetário, (ii)

constrição pela serotonina (bem como pelo tromboxano A_2) libertada pelas plaquetas.

Posteriormente, a contração do tampão plaquetário torna-se firme. plaquetas torna o tampão plaquetário firme.

2. As plaquetas desempenham um papel fundamental no processo de coagulação do sangue. (3) A trombostenina provoca, além disso, a retração do coágulo.

Formação de um tampão de plaquetas: A sequência de eventos é provavelmente a seguinte:

Lesão do vaso sanguíneo → exposição das fibras colagénicas subendoteliais (que são altamente trombogénicas) → através de receptores de glicoproteínas e vWF, as plaquetas fixam-se às fibras de colagénio do subendotélio → isto leva à ativação das plaquetas.

Subsequentemente, as plaquetas activadas desenvolvem a contração das proteínas contrácteis das plaquetas, o que faz com que (i) as plaquetas se tornem esféricas e (ii) libertem pseudópodes que se ligam a outras plaquetas. Além disso, a ativação leva à libertação de ADP e PAF → este processo é designado por secreção.

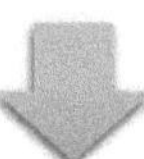

Este ADP atrai mais outras plaquetas - um processo chamado agregação plaquetária. A agregação plaquetária é reforçada pelo PAF (fator de agregação plaquetária).

PAF

O fator de agregação plaquetária (PAF) é uma citocina (uma estrutura proteica) produzida por diferentes células, incluindo plaquetas e neutrófilos. Facilita a conversão do ácido araquidónico em tromboxano A. O TA_2, por sua vez, reforça o processo de atuação como vasoconstritor local.

PAPEL DAS PLAQUETAS NA HEMOSTASE

A hemostase é a contenção da perda de sangue após a lesão de um vaso sanguíneo; normalmente envolve três processos:

1. constrição do vaso danificado
2. formação de um tampão plaquetário temporário
3. coagulação (coagulação) do sangue no local da lesão.

Os dois primeiros processos são normalmente responsáveis pela cessação inicial da perda de sangue, enquanto o coágulo sanguíneo proporciona uma maior permanência.

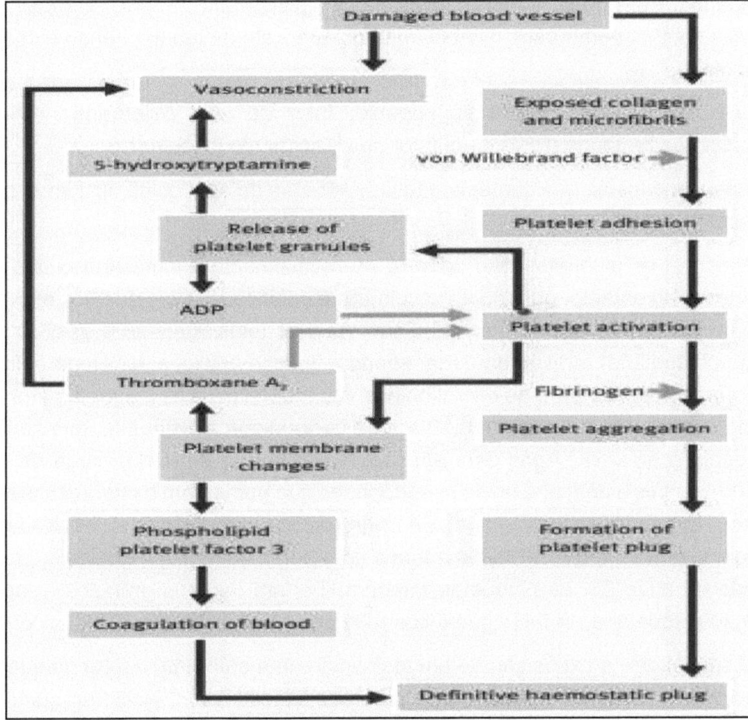

Figura 14: Eventos que conduzem à hemostase através da formação de um tampão hemostático

Assim, uma deficiência de plaquetas sanguíneas (trombocitopenia) é caracterizada por uma hemorragia fácil, mesmo com danos menores, especialmente na pele e nas superfícies epiteliais, onde a hemorragia forma nódoas negras (púrpura). Pelo contrário, uma deficiência do mecanismo de coagulação resulta frequentemente em hemorragias nos tecidos profundos, podendo a hemorragia cessar inicialmente devido à formação do tampão de plaquetas.

Função plaquetária e formação do tampão plaquetário

As plaquetas são células incompletas formadas a partir de megacariócitos na medula óssea. A formação de plaquetas envolve o "arrancamento" de pedaços de citoplasma do megacariócito, sendo que cada megacariócito dá origem a cerca de 1000 plaquetas. A contagem normal de plaquetas no sangue é de cerca de 300 × 109/litro.[28]

A estrutura das plaquetas é complexa. Normalmente, têm uma forma discoide e estão limitadas por uma membrana plasmática complexa. Esta membrana é extensamente invaginada, formando um sistema canalicular, e contém numerosas glicoproteínas (GP), incluindo GPIa, GPIb e GPIIb/IIIa, que actuam como moléculas de adesão e desempenham um papel importante na função plaquetária. A nível intracelular, as plaquetas contêm numerosos microfilamentos, um sistema tubular denso e dois tipos de grânulos:

- Grânulos α, que contêm fibrinogénio, fator de von Willebrand (vWF), um antagonista da heparina (PF4) e um fator de crescimento plaquetário
- grânulos densos, que contêm certos nucleótidos de adenosina (incluindo o ADP) e serotonina (5-HT).

Normalmente, as plaquetas não aderem ao revestimento endotelial liso dos vasos sanguíneos. No entanto, quando a vasculatura é danificada, o sangue fica exposto ao colagénio subendotelial e às microfibrilhas. As plaquetas ligam-se a este colagénio (adesão plaquetária) através da GPIa, sendo a ligação adicional facilitada pelo vWF, que forma uma ponte entre as microfibrilhas subendoteliais e as plaquetas através da GPIb da membrana. A ligação da GPIa e da GPIb expõe a GPIIb/IIIa, que se liga ao fibrinogénio e ao vWF. Após esta adesão, a plaqueta é activada, muda de forma, tornando-se mais esférica, e envia pseudópodes que aumentam a interação plaqueta-plaqueta (agregação plaquetária). A agregação plaquetária é auxiliada pelo fibrinogénio que se liga à GPIIb/IIIa e forma uma ponte entre as plaquetas adjacentes. Aquando da ativação, as plaquetas também libertam os seus grânulos (reação de libertação plaquetária). A 5-HT que é libertada actua como um potente vasoconstritor.

Além disso, ocorre a exposição de um fosfolípido da membrana, o fator plaquetário 3 (PF_3), e a libertação de ácido araquidónico dos fosfolípidos. O ácido araquidónico é convertido por uma ciclo-oxigenase no interior da plaqueta em tromboxano A2 (TxA_2), que é um potente vasoconstritor e contribui para a vasoconstrição localizada. Além disso, o TxA_2 , juntamente com o ADP libertado dos grânulos densos, aumenta ainda mais a ativação, a agregação e a libertação das plaquetas. Desta forma, forma-se rapidamente um agregado de plaquetas que obstrui o vaso sanguíneo danificado. A produção de prostaciclina I_2 (PGI_2), que é um potente inibidor da agregação e libertação de plaquetas, no endotélio normal das áreas adjacentes, impede que o tampão se espalhe para fora do local da lesão. (As reacções de libertação e agregação são também inibidas pela aspirina, que inibe a síntese de TxA_2 , o que explica, em parte, a atividade anticoagulante da aspirina).

Coagulação

O tampão plaquetário fornece um nidus à volta do qual o sangue coagula, formando um tampão hemostático mais definitivo. A reação fundamental na formação do coágulo sanguíneo é a conversão da proteína plasmática solúvel fibrinogénio em fibrina insolúvel sob a ação da trombina. A trombina separa duas cadeias polipeptídicas da molécula de fibrinogénio para formar o monómero de fibrina, que se polimeriza para formar uma rede de filamentos. Inicialmente, os filamentos são mantidos juntos fracamente por ligações de hidrogénio, mas a ativação do fator XIII pela trombina leva à formação de pontes cruzadas covalentes entre as cadeias de fibrina, fortalecendo-as assim.

A conversão da protrombina, o precursor inativo da trombina, em trombina envolve uma série de serina-proteases plasmáticas (coletivamente designadas por factores de coagulação) que normalmente existem numa forma inativa, proenzimática, sendo activadas numa sequência em cascata. Classicamente, a ativação dos factores de coagulação processa-se através de duas vias que convergem no fator X para uma via comum. A via intrínseca pode ser activada in vivo pela exposição do sangue ao colagénio no subendotélio. Isto ativa o primeiro fator desta via, o fator XII, que também pode ser ativado pela exposição do sangue a qualquer superfície electronegativa molhável (por exemplo, vidro). A via extrínseca é activada pela libertação de lipoproteínas, designadas por tromboplastina tecidular ou fator tecidular, a partir de tecido danificado. Assim, o fator VII ativo formado na via extrínseca pode ativar diretamente o fator IX, contornando assim as fases iniciais da via intrínseca.

Além disso, a trombina tem efeitos de feedback positivo, porque a trombina ativa os factores V e VIII (que actuam como co-factores na formação da trombina e do fator Xa, respetivamente) e o fator XI. As plaquetas sanguíneas também desempenham um papel essencial na coagulação, uma vez que fornecem o fosfolípido PF_3 , e a ativação do fator X pelo fator IX e a conversão da protrombina em trombina pelo fator X ocorrem, em parte, na superfície das plaquetas em associação com o PF_3 . Nesta associação, o co-fator relevante (V ou VIII) na reação é ligado ao PF_3 juntamente com iões de cálcio, e a atividade do co-fator é grandemente aumentada.

Mecanismos anticoagulantes e fibrinólise

A antitrombina III inibe a atividade dos factores IX, X, XI e XII, bem como da trombina. Esta inibição é muito facilitada pela heparina. A coagulação é também inibida pela trombomodulina, que é segregada por células endoteliais intactas e se liga à trombina. O complexo trombomodulina-trombina ativa então uma proenzima, a proteína C, encontrada no plasma, para a sua forma enzimática. Esta ativação, juntamente com uma proteína S co-fator no plasma, resulta na inativação dos factores V e VIII. Em termos terapêuticos, a varfarina é utilizada como anticoagulante. Este agente é um antagonista da vitamina K - a vitamina K é necessária para a síntese de vários dos factores de coagulação (protrombina e factores VII, IX e X).

A fibrinólise, a dissolução da fibrina, também ocorre através da ação da plasmina, que degrada a fibrina e o fibrinogénio em produtos de degradação da fibrina. A plasmina está presente no plasma como um precursor inativo, o plasminogénio. A sua conversão em plasmina é efectuada principalmente pelo ativador do plasminogénio tecidular (t-PA), uma proteína libertada pelo endotélio, para além de uma conversão limitada pelo fator XIIa e pela calicreína. A bradicinina é um potente estimulador da libertação de t-PA, enquanto a atividade do t-PA é inibida no plasma devido à presença do inibidor-1 do ativador do plasminogénio. No entanto, este inibidor é ele próprio inibido pela proteína C activada. Assim, a proteína C activada estimula a fibrinólise. A ação da plasmina é limitada ao local do coágulo, uma vez que a plasmina livre no plasma é inactivada pela enzima α2-antiplasmina presente no sangue.

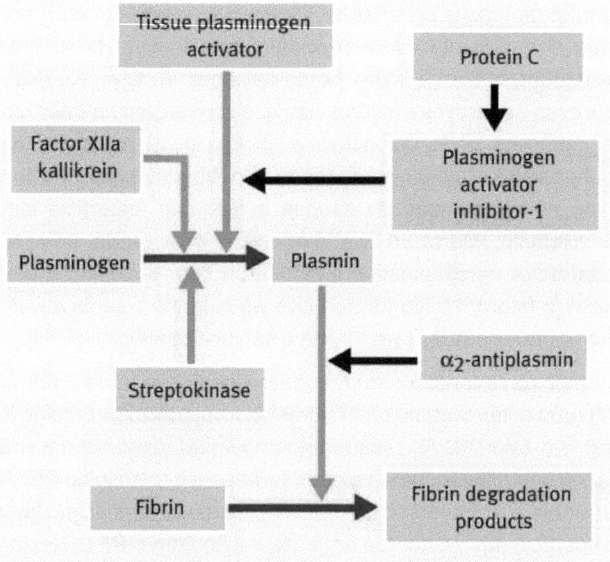

Figura 15: O sistema fibrinolítico

PAPEL DAS PLAQUETAS NA CICATRIZAÇÃO DE FERIDAS

A resposta inicial à lesão tecidular é a inflamação, sendo o objetivo proporcionar uma hemostase rápida e iniciar a sequência de eventos que conduz à regeneração do tecido.

A regeneração de qualquer tipo de células parenquimatosas envolve os 2 processos seguintes:

i) Proliferação de células originais a partir da margem da lesão com migração de modo a cobrir a lacuna.

ii) Proliferação de células migradas com subsequente diferenciação e maturação de modo a reconstituir o tecido original.[30]

REPARAÇÃO

A reparação é a substituição do tecido lesionado por tecido fibroso. Dois processos estão envolvidos na reparação:

1. Formação de tecido de granulação; e

2. Contração das feridas: A resposta de reparação tem lugar através da participação de células mesenquimatosas (constituídas por células estaminais do tecido conjuntivo, fibrócitos e histiócitos), células endoteliais, macrófagos, plaquetas e células parenquimatosas do órgão lesado.

FORMAÇÃO DE TECIDO DE GRANULAÇÃO

O termo tecido de granulação deriva do seu nome do aspeto ligeiramente granular e rosado do tecido. Cada grânulo corresponde histologicamente à proliferação de novos pequenos vasos sanguíneos que são ligeiramente levantados na superfície por uma fina cobertura de fibroblastos e colagénio jovem. Na formação do tecido de granulação, observam-se as seguintes 3 fases

1. **FASE DE INFLAMAÇÃO:** Após um traumatismo, o sangue coagula no local da lesão. Verifica-se uma resposta inflamatória aguda com exsudação de plasma, neutrófilos e alguns monócitos nas 24 horas seguintes.

2. **FASE DE LIMPEZA:** A combinação das enzimas proteolíticas libertadas pelos neutrófilos, das enzimas autolíticas das células dos tecidos mortos e da atividade fagocítica dos macrófagos elimina o tecido necrótico, os detritos e os glóbulos vermelhos.

3. FASE DE CRESCIMENTO DO TECIDO DE GRANULAÇÃO.

Esta fase consiste em 2 processos principais: angiogénese ou neovascularização e fibrogénese.

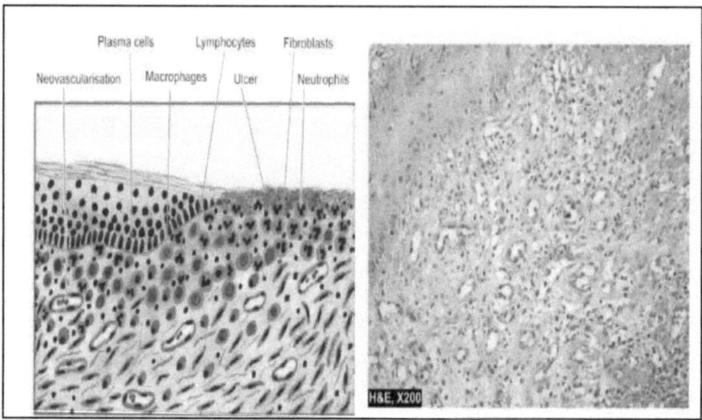

Figura 16: Tecido de granulação ativo mostrando um infiltrado de células inflamatórias, vasos sanguíneos recém-formados e tecido fibroso jovem numa matriz solta

i) **Angiogénese (neovascularização).** A formação de novos vasos sanguíneos no local da lesão ocorre através da proliferação de células endoteliais a partir das margens dos vasos sanguíneos cortados. Inicialmente, as células endoteliais proliferadas são botões sólidos mas, em poucas horas, desenvolvem um lúmen e começam a transportar sangue. Os vasos sanguíneos recém-formados são mais permeáveis, o que explica o aspeto edematoso do novo tecido de granulação. Em breve, estes vasos sanguíneos diferenciam-se em arteríolas musculares, vénulas de paredes finas e verdadeiros capilares. O processo de angiogénese é estimulado pela destruição proteolítica da membrana basal.

A angiogénese ocorre sob a influência dos seguintes factores:

a) **O fator de crescimento endotelial vascular (VEGF)** é elaborado por células mesenquimatosas, enquanto os seus receptores estão presentes apenas nas células endoteliais.

b) **O fator de crescimento derivado das plaquetas (PDGF),** o fator de crescimento transformador-β (TGF- β), o fator de crescimento básico dos fibroblastos (bFGF) e as integrinas de superfície estão todos associados à proliferação celular.

ii) **Fibrogénese**. Os vasos sanguíneos recém-formados estão presentes numa substância ou matriz amorfa. Os novos fibroblastos têm origem nos fibrócitos, bem como na divisão mitótica dos fibroblastos.

Alguns destes fibroblastos têm uma combinação de caraterísticas morfológicas e funcionais das células musculares lisas (miofibroblastos). As fibrilas de colagénio começam a aparecer por volta do 6º dia. medida que a maturação prossegue, forma-se cada vez mais colagénio, enquanto o número de fibroblastos activos e de novos vasos sanguíneos diminui. Isto resulta na formação de uma cicatriz de aspeto inativo, conhecida como cicatrização.

Contração das feridas

A ferida começa a contrair-se após 2-3 dias e o processo fica concluído no 14º dia. Durante este período, a ferida é reduzida em cerca de 80% do seu tamanho original. Uma ferida contraída resulta numa cicatrização rápida, uma vez que é necessário substituir uma menor área de superfície do tecido lesionado. Para explicar o mecanismo de contração da ferida, foram propostos vários factores. Estes são os seguintes:

1. A desidratação como resultado da remoção de fluidos através da secagem da ferida foi sugerida inicialmente, mas sem ser comprovada.

2. Pensava-se que a contração do colagénio era responsável pela contração, mas a contração da ferida ocorre numa fase em que o conteúdo de colagénio do tecido de granulação é muito reduzido.

3. A descoberta dos miofibroblastos que surgem no tecido de granulação ativo resolveu a controvérsia em torno do mecanismo de contração das feridas. Estas células têm caraterísticas intermédias entre as dos fibroblastos e as das células musculares lisas. A sua migração para a área da ferida e a sua contração ativa diminuem o tamanho do defeito.

As evidências que apoiam este conceito são as caraterísticas morfológicas e funcionais dos fibroblastos ou miofibroblastos modificados, como se segue:

i) As fibrilhas presentes no citoplasma destas células assemelham-se às observadas nas células musculares lisas.

ii) Estas células contêm actina-miosina semelhante à encontrada nas células musculares não estriadas.

iii) O citoplasma destas células modificadas apresenta uma marcação imunofluorescente com anticorpos anti-músculo liso.

iv) Os núcleos destas células têm dobras da membrana nuclear como nas células musculares lisas.

v) Estas células têm uma membrana basal e desmossomas que não são observados nos fibroblastos normais.

vi) A resposta do tecido de granulação aos medicamentos é semelhante à do músculo liso.

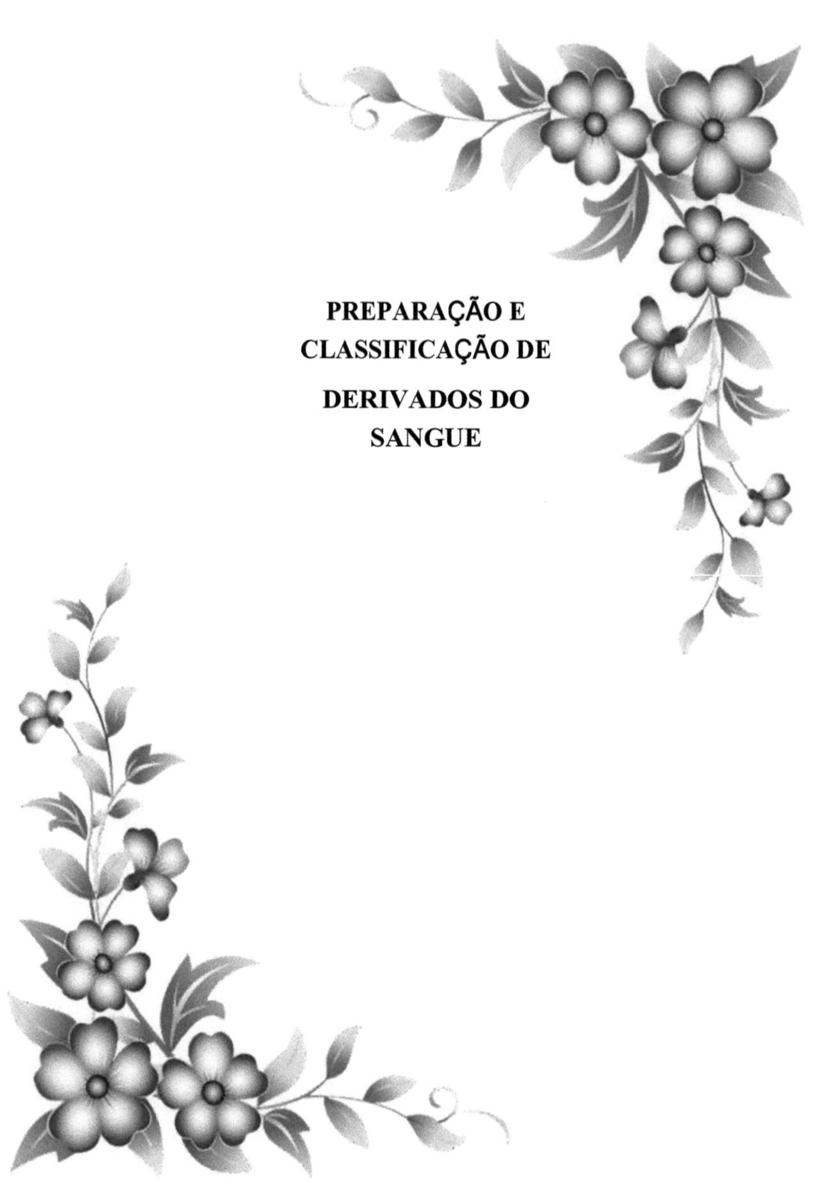

PREPARAÇÃO E CLASSIFICAÇÃO DE DERIVADOS DO SANGUE

O sangue é composto por diferentes componentes celulares, subcelulares e moleculares que estão envolvidos em fases essenciais da cicatrização de feridas e processos regenerativos.[31] A separação dos componentes do sangue resulta na produção fácil e rápida de diferentes formulações de derivados do sangue, sendo classicamente produzidas pela técnica de dupla centrifugação.[32]

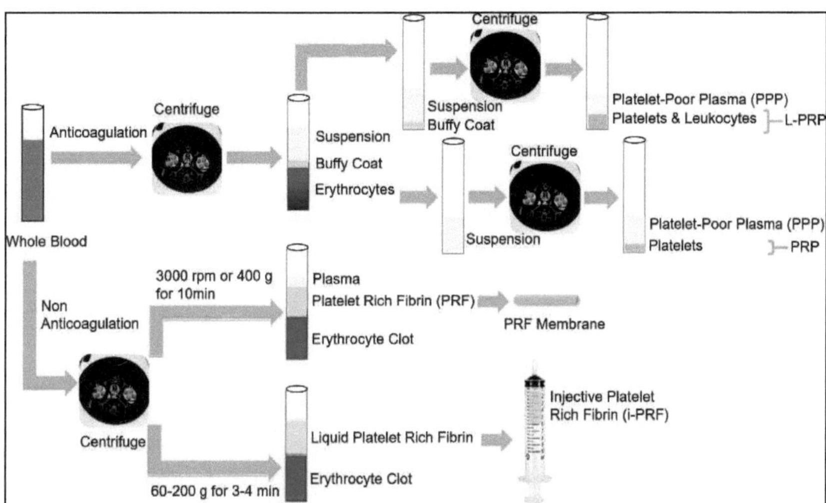

Figura 17: Método convencional (manual) para a produção de diferentes derivados do sangue

Geralmente, começa com uma centrifugação do sangue total, chamada centrifugação dura, para separar o sangue em três fases:

1) uma camada inferior rica em glóbulos vermelhos (hemácias);

2) uma camada de interface (buffy coat) rica em glóbulos brancos e plaquetas;

3) uma camada superior correspondente ao plasma sanguíneo com plaquetas em suspensão.

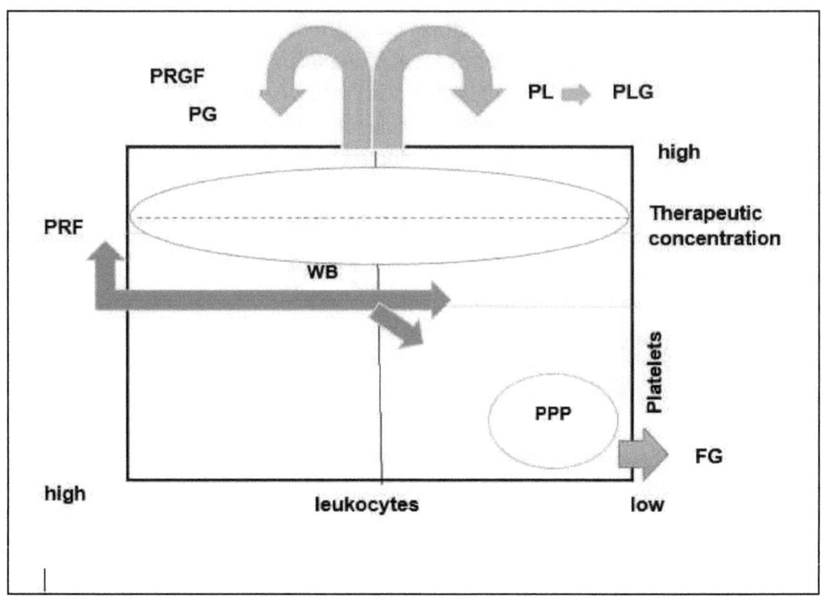

Figura 18: Diagrama que descreve o conteúdo celular relativo de cada derivado do sangue e dos seus precursores, em comparação com os níveis fisiológicos (---) no sangue total, ao longo do processo de preparação e ativação

Em alternativa, se tiver sido previamente adicionado um agente antiaglutinante (por exemplo, heparina ou citrato), este pode ser recolhido (sozinho ou em combinação com a camada leucocitária) e submetido a uma etapa de centrifugação adicional, denominada centrifugação suave, para produzir uma fração pobre em plaquetas (plasma pobre em plaquetas (PPP)) e uma fração rica em plaquetas (concentrado de plaquetas (PC) ou plasma rico em plaquetas (PRP)).

O Quadro 4 resume as biomoléculas mais relevantes encontradas nos derivados do sangue com interesse terapêutico, juntamente com as suas principais fontes celulares. Estes factores solúveis regulam funções celulares importantes, como a quimiotaxia, a proliferação e a diferenciação

Tabela 4: Resumo dos componentes celulares, subcelulares e moleculares dos derivados do sangue relevantes para a cicatrização de feridas.

SR.NÃO	SANGUE	COMPONENTES	COMPONENTES PRINCIPAIS	FUNÇÕES-CHAVE
1.	**Plasma**	Proteínas adesivas	Albumina, globulinas, fibrinogénio, proteínas do complemento e factores de coagulação	Hemostase, maturação do coágulo, adesão celular, ativação da resposta imunitária
		Electrólitos	Cloreto, sódio e cálcio	Hemostase
		Factores de crescimento	IGF-1, HGF, FIBRINA GLUEF-2, GH	Regulação da proliferação celular
2.	**Plaquetas** (grânulos alfa)	Proteínas adesivas	Fibronectina, vitronectina, fibrinogénio, vWF, P-selectina	Agregação plaquetária, interação plaqueta-célula endotelial, formação de trombos.
		Factores de coagulação	Factores V, XI e XIII	Hemostase, formação de trombos
		Factores de crescimento	PDGF, TGF-β, VEGF, FIBRIN GLUEF2, EGF, e BMPs	Regulação da proliferação celular, diferenciação e angiogénese.
		Citocinas / Quimiocinas	IL4, IL8, TFNα, CXCL4, CXCL7, CCL2, CCL3, e CCL5	Quimiotaxia, modulação da resposta inflamatória, atividade antimicrobiana
		Proteínas do complemento	Precursor do complemento C3 e do complemento C4 Atividade antimicrobiana Outros α2-macroglobulina	Atividade antimicrobiana
		Outros	α2- antiplasmina,	Inibidores da protease,

			proteínas microbicidas	atividade antimicrobiana
	Densa grânulos		ADP, ATP, cálcio, serotonina e pirofosfatos	Ativação plaquetária, vasoconstrição
	Lisossomas		Proteases, hidrolases	Degradação da matriz, atividade antimicrobiana
	Exossomas		Proteínas de adesão (P-selectina), material genético (mRNA, miRNA), factores de crescimento (VEGF, PDGF, TGFβ1, FIBRIN GLUEF-2) quimiocinas (CXCL4, CXCL7)	Adesão celular, comunicação parácrina, angiogénese, regulação do destino celular, modulação da resposta inflamatória
3.	**Leucócitos**	**Neutrófilos**	Citocinas (IL-1, IL-4, IL-6, e TNF-α), factores de crescimento (TGF-β1) e protease, citocinas (IL-6, IL-1β, IL-8, IL-10, TNF-α, GM-LCR),	Fagocitose, quimiotaxia e remodelação da matriz
		Monócitos/ Macrófagos	factores de crescimento (TGF-β1, FIBRIN GLUEF, EGF, PDGF), proteases	Fagocitose, modulação da resposta inflamatória e remodelação da matriz
4.	**Eritrócitos**		ATP, óxido nítrico, hemoglobina, radicais livres	Vasodilatação, atividade antimicrobiana

Além disso, alguns derivados do sangue são ricos em proteínas estruturais, como o fibrinogénio[33] (ou o seu produto polimerizado, a fibrina) e a fibronectina[34] , que podem atuar como uma matriz provisória para a adesão e migração celular[35] . O fibrinogénio dos concentrados de plaquetas é normalmente ativado pelo cálcio e pela trombina exógena e/ou endógena, produzindo uma matriz de fibrina estável[36] . Tanto o teor de fibrinogénio como a estratégia de ativação têm um impacto marcado nas propriedades físicas da matriz de fibrina resultante, nomeadamente no diâmetro das fibras e na densidade da rede que definirão a estabilidade in vitro e in vivo do coágulo, as suas propriedades mecânicas e a sua capacidade de sequestrar as moléculas bioactivas libertadas pelas plaquetas. Adicionalmente, os Derivados do Sangue também têm sido reportados como possuindo propriedades antimicrobianas, atribuídas à presença de β-lisina, proteína activadora de neutrófilos-2, quimiocina CXC ligand-4, ou proteínas do complemento que podem contribuir para manter a profilaxia do local da ferida.

A falta de normalização da origem (auto, alo- ou xenogénica) e dos métodos de preparação (número de dadores, agente anticoagulante, método de ativação) dos derivados do sangue conduz geralmente a diferenças acentuadas na composição das formulações, em especial em termos de celularidade, caracterizada principalmente pela concentração de plaquetas e pela presença/ausência e concentrações de leucócitos e hemácias. No final, a presença, a concentração, a proteção, a libertação e a difusão de moléculas bioactivas de interesse dos derivados do sangue serão afectadas por todos estes parâmetros e, por conseguinte, a sua preparação é da maior importância como primeiro passo para controlar e, em última análise, alcançar o efeito terapêutico pretendido.

4.1. Derivados do sangue pobres em plaquetas

O plasma pobre em plaquetas (PPP) é uma solução líquida de plasma sanguíneo com um teor celular muito baixo. É obtido, a partir de sangue total suplementado com um agente anti-coagulante, após ciclos de centrifugação. O PPP autólogo (ou seja, cola de fibrina autóloga) foi descrito pela primeira vez em 1972. O PPP é geralmente utilizado como um penso para feridas denominado cola de fibrina, após indução da cascata de coagulação. (figura nº 17). A cola de fibrina é produzida através da polimerização do fibrinogénio contido no PPP com trombina e cálcio ou outro ativador da coagulação. Dado o baixo teor de plaquetas, a cola de fibrina está praticamente desprovida de FGs de origem plaquetária, embora alguns FGs, como o fator de crescimento da insulina-1 (IGF-1) e o HGF, possam ser encontrados na cola de fibrina. Apesar da falta de FGs de origem plaquetária, a cola de fibrina demonstrou ser mais eficaz do que o PRP ativado ou o PRF para a preservação de alvéolos com deiscência vestibular. A ausência de factores anti-morfogénicos de origem plaquetária, como o PDGF, e o maior teor de fibrina aumentariam as propriedades osteocondutoras e/ou osteoindutoras da cola de fibrina em relação ao PRP e ao PRF.[37]

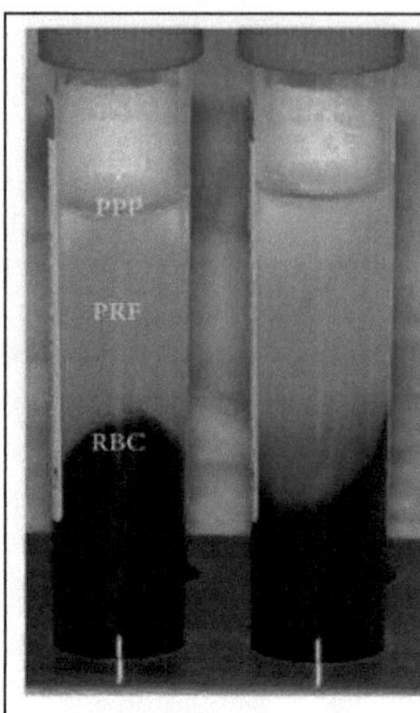

The upper fraction containing the Platelet Poor Plasma (PPP)

The middle Fraction containing the Fibrin Clot (PRF)

The lower fraction containing The Red Blood Cells

Figura 19: Preparação de plasma pobre em plaquetas

ANTECEDENTES

A suspensão de plaquetas no plasma é amplamente classificada com base na contagem de plaquetas por microlitro de plasma. As suspensões de plasma com uma contagem de plaquetas superior ou inferior ao nível fisiológico normal de 1,5-4,5 × 105 /µL no plasma são denominadas plasma rico em plaquetas (PRP) ou plasma pobre em plaquetas (PPP), respetivamente. O PPP é amplamente utilizado em estudos de coagulação.

Foi recentemente referido que, idealmente, o PPP deve ter uma contagem de plaquetas inferior a 10 x 10^9 por litro (≤ 10 000 µL).[38]

PREPARAÇÃO DE PLASMA POBRE EM PLAQUETAS

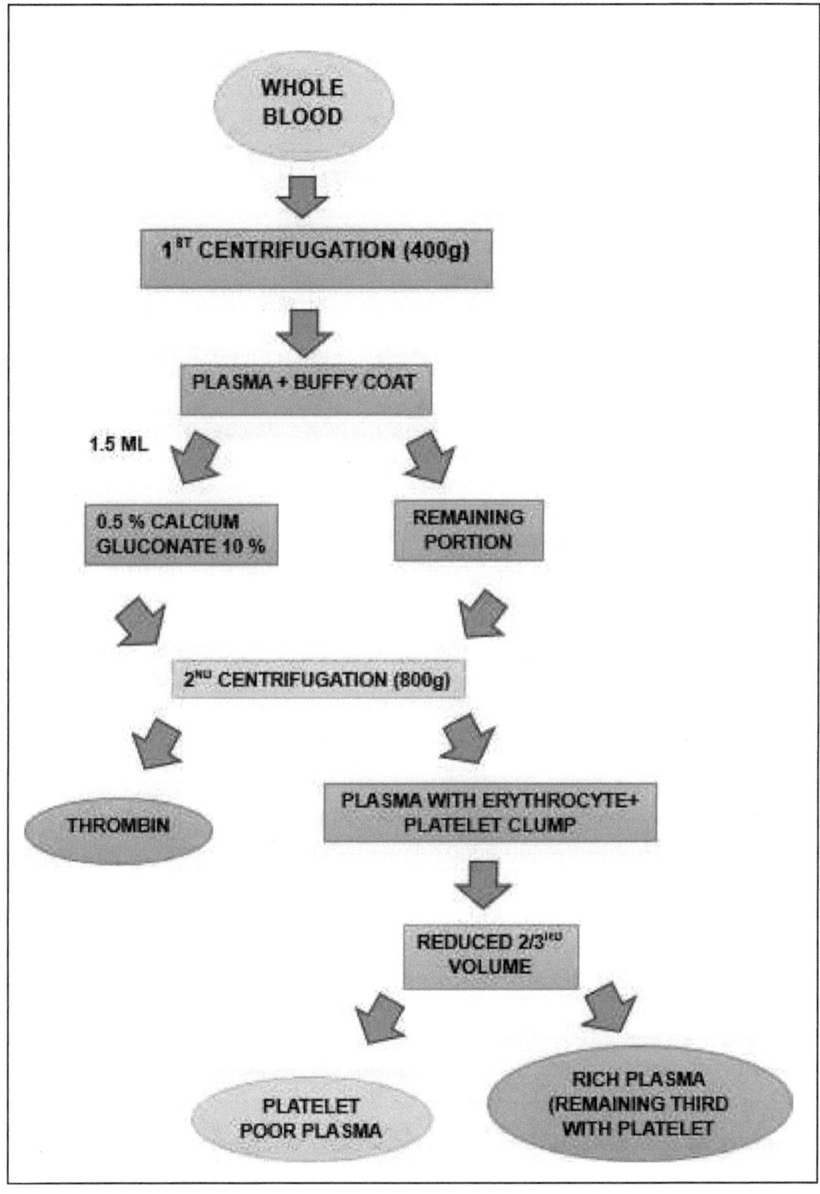

Fluxograma 1: Preparação de plasma pobre em plaquetas

1. Distribuir 40 ml de sangue total em tubos de recolha de sangue com citrato de sódio a 3,2% utilizado como anticoagulante.

2. Os tubos são centrifugados a uma força centrífuga relativa de 400 g durante 10 minutos.

3. Após esta fase, são claramente demarcadas três camadas: plasma, glóbulos vermelhos e uma zona intermédia. O plasma está na parte superior com as plaquetas, os glóbulos vermelhos estão na parte inferior devido à sua maior densidade; e a zona intermédia fina e esbranquiçada é constituída por plaquetas e leucócitos de maiores dimensões e é designada por buffy coat.

4. Utilizando uma agulha Jelco 18G, a parte superior do plasma com plaquetas é retirada e a camada leucocitária é colocada em dois outros tubos, desta vez sem aditivos: um tubo para produzir plasma (tubo P) e outro para produzir trombina (tubo T).

5. Para produzir trombina, utiliza-se apenas 1,5 ml de plasma, ao qual se adiciona 0,5 ml de gluconato de cálcio a 10%, durante 15 minutos em banho-maria a 37 °C.

6. C. Os dois tubos são de seguida centrifugados novamente, desta vez com uma força centrífuga relativa de 800 g, durante o mesmo período de tempo (T = 10 min). Após esta centrifugação final, o tubo T contém um líquido rico em trombina, enquanto o tubo P contém a sedimentação plaquetária e alguns glóbulos vermelhos (aglomerado eritrocitário-plaquetário).

7. Nesta fase, o volume é reduzido através da remoção de dois terços do volume total de plasma. A porção removida é o PPP, enquanto a porção restante com as plaquetas sedimentadas (que são facilmente dispersáveis por agitação) é o PRP.[39]

O tempo de protrombina (TP) e o tempo de tromboplastina parcial activada (TTPA) são os dois testes de coagulação de rotina mais frequentemente solicitados para o rastreio de doenças de coagulação adquiridas e hereditárias e para a monitorização da terapêutica anticoagulante. A qualidade dos cuidados de saúde exige resultados fiáveis e tempos de resposta rápidos. Os testes PT e APTT representam cerca de 90% dos testes de coagulação pedidos, e os resultados demoram 40-180 minutos ou mais com métodos laboratoriais padrão.

Outro método para preparar Plasma pobre em plaquetas :[40]

1. Tubos de vácuo de plástico de 2,7 ml (com citrato de sódio a 3,2%) e agulhas de calibre 21 utilizadas para recolher as amostras.[40]

2. as amostras recolhidas são imediatamente misturadas suavemente 3-5 vezes por inversão

3. todas as amostras colhidas são verificadas visualmente quanto ao enchimento completo de um tubo de amostra para garantir uma relação 9:1 entre o sangue e o anticoagulante; os tubos são invertidos suavemente 2 a 5 vezes antes da centrifugação para facilitar a suspensão das plaquetas residuais e verificar a presença

de coágulos; todas as amostras centrifugadas são verificadas visualmente quanto a lipemia e hemólise (plasma com coloração rosa a vermelha) no segundo e/ou terceiro tubos.

4. Utiliza-se uma centrífuga de mesa de ângulo fixo [**modelo Centurion-K40, Centurion Scientific, Sussex, Reino Unido (UK)**] para a preparação de PPP à temperatura ambiente no prazo de 1 h após a colheita, centrifugando os tubos da segunda colheita a uma força centrífuga relativa de 3000 g durante 5 min e os tubos da terceira colheita a 2000 g durante 10 min.

5. O instrumento é verificado duas vezes por ano (uma vez por semestre académico) com um foto-taquímetro digital (**Tenma 72-6633, Springboro, Ohio, EUA**) e um cronómetro desportivo para garantir que a velocidade e o tempo obtidos não excedem 5% da velocidade prevista.

6. A centrífuga foi verificada quanto à força centrífuga relativa necessária (3000 g) e ao tempo (1, 5 e 10 min) e os resultados foram aceitáveis.

7. A seleção da força centrífuga relativa de 3000 g é determinada empiricamente após uma série de ensaios de centrifugação de amostras duplicadas de 2,7 mL de citrato de sódio a velocidades que variaram entre uma força centrífuga relativa de 2500 e 3000 g e a obtenção de contagens de plaquetas reprodutíveis < 10 000/µL.

8. Cerca de 1 ml de plasma sobrenadante foi cuidadosamente retirado com uma pipeta de transferência de plástico do meio da amostra e afastado da camada leucocitária para evitar a contaminação com plaquetas em excesso.

Todas as amostras PPP emparelhadas foram preparadas e testadas quanto à contagem de plaquetas no prazo de 0,5 h após a colheita, utilizando um analisador hematológico semi-automatizado.

O TP, o INR e o APTT são testados à temperatura ambiente nas 2 horas seguintes à colheita, utilizando um analisador de coagulação com os controlos e o reagente necessários.

Tabela 5: Comparação da centrifugação de 5 e 10 minutos para a preparação de plasma pobre em plaquetas: contagem de plaquetas, tempo de protrombina, razão normalizada internacional e valores do tempo de tromboplastina parcial activada (n = 46)[40]

Teste	10 min Média (DP) g	@20005 min Gama	Média (DP)	@ 3000 g Gama	t-valor	P-valor
Plaquetas (× 109 /L)	4 (2)	1-9	4 (2)	1-13	-1.70	0.29
Tempo de protrombina (s)	11.9 (0.52)	11.0-13.3	11.9 (0.54)	11.0-13.5	-1.06	0.29
Rácio normalizado internacional	1.01 (0.05)	0.93-1.10	1.01 (0.05)	0.93-1.20	-1.80	0.42
Parcial ativado tempo de tromboplastina (s	23.2 (1.40)	19.9-26.1	23.1 (1.40)	20.1-26.2	0.61	0.54

Cola de fibrina

A cola de fibrina é um adesivo biológico tópico, cujo efeito imita as fases finais da coagulação. A cola consiste numa solução de fibrinogénio humano concentrado que é activada pela adição de trombina bovina e cloreto de cálcio.[41]

O coágulo resultante ajuda a hemostase e a selagem dos tecidos e é completamente absorvido durante a cicatrização da ferida sem reação de corpo estranho ou fibrose extensa.

O componente de fibrinogénio da cola de fibrina pode ser produzido a partir de plasma fresco congelado obtido a partir de doações de uma única unidade, reduzindo assim os riscos de infecções transmitidas por transfusão decorrentes da exposição a pools de um grande número de dadores. Métodos que envolvem a precipitação do fibrinogénio por crioprecipitação, polietilenoglicol ou sulfato de amónio.

O risco de transmissão da infeção pode ser ainda mais reduzido através da utilização de plasma de "dadores acreditados", que são dadores de plasma regularmente testados para ALT e marcadores de infeção viral, ou através da utilização de fibrinogénio preparado antes da cirurgia a partir de sangue autólogo.

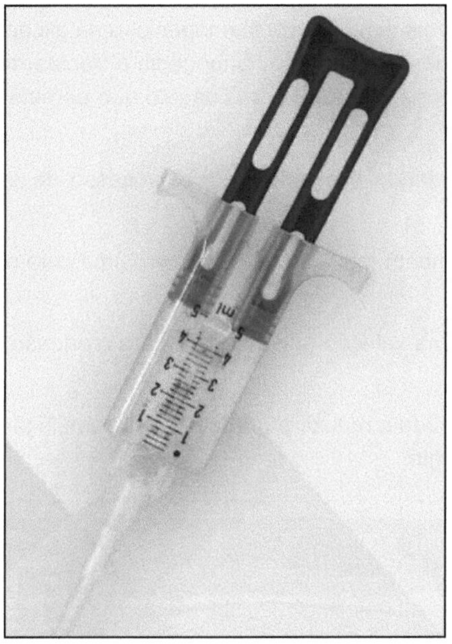

Figura 20: Sistema Duploject para aplicação de cola de fibrina

O segundo componente, uma mistura de trombina e $CaCl_2$, está quantitativa e qualitativamente bem definido e disponível comercialmente (Armour Pharmaceutical Co., Thrombinar (trombina bovina)). A trombina é aplicada no local da operação simultaneamente e em volume igual ao do fibrinogénio, mas a partir de uma seringa separada.

No Reino Unido, está disponível uma cola de fibrina comercial tratada termicamente, preparada a partir de plasma agrupado, para um doente nomeado pelo médico (**Tisseel, Immuno, Viena**).

As propriedades hemostáticas e adesivas da cola de fibrina podem ser utilizadas em praticamente todas as especialidades cirúrgicas.

A utilidade da cola está particularmente bem documentada nos domínios da cirurgia cardiovascular, ORL e neurocirurgia. Embora amplamente utilizada, a cola de fibrina não é uma panaceia hemostática e a sua eficácia depende de uma técnica cirúrgica cuidadosa.

Aplicações clínicas do plasma pobre em plaquetas (PPP)

- O plasma pobre em plaquetas aumenta a capacidade do organismo para gerar células musculares diferenciadas ou "mioblastos". Esta diferenciação é necessária para a regeneração e reparação muscular.

- A PPP contém níveis elevados de fibrinogénio, uma glicoproteína que circula no sangue. No ambiente de uma ferida, o fibrinogénio é transformado numa substância super rica chamada fibrina que forma um coágulo que permite a migração e fixação de células saudáveis.[38]

- A hemorragia da ferida é estancada e o processo de regeneração de novos músculos é ativado.

- A terapia PPP também tem sido utilizada para uma cura rápida e bem sucedida após a cirurgia.

- O PPP fornece uma solução encorajadora para a adesão de tecidos com baixo edema pós-operatório.

- A PPP também ajuda a reduzir a formação de acumulação de líquido, seroma e hematoma após a cirurgia.

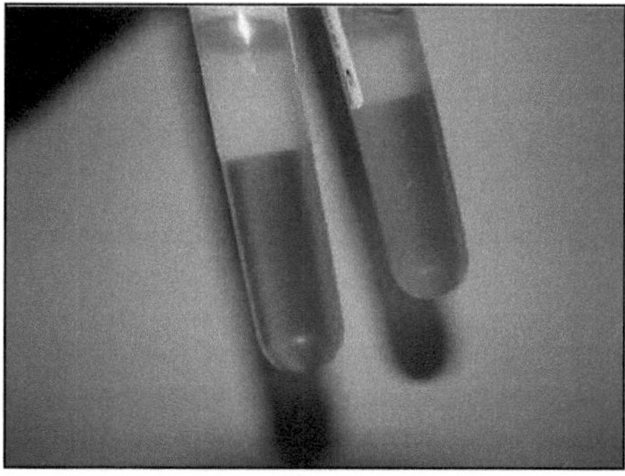

Figura 21: Plasma pobre em plaquetas

4.2. Derivados do sangue ricos em plaquetas

Como já foi referido, a fração rica em plaquetas é designada por derivados de sangue rico em plaquetas. Durante as duas últimas décadas, foram desenvolvidos vários derivados do sangue rico em plaquetas com o mesmo nome genérico "PRP". Para além da controvérsia sobre a nomenclatura, os resultados ambíguos comunicados relativamente à aplicação in vitro e clínica destes diferentes "PRP" desencadearam desde logo a discussão sobre a necessidade de um método de classificação adequado.[42]

4.2.1. Plasma rico em plaquetas

O PRP é geralmente definido como um volume de plasma autólogo com uma concentração de plaquetas superior à concentração sanguínea de base (entre 1,5x105 /µL e 3,5x105 /µL). O PRP pode ser utilizado diretamente como uma formulação líquida ou ativado através de diferentes métodos, incluindo a adição de trombina, tromboplastina, sais de cálcio ou colagénio, promovendo a formação de uma rede de fibrina que contém plaquetas activadas, denominada gel de plaquetas (PG). O sobrenadante, uma solução de GFs libertada após a ativação das plaquetas no plasma sanguíneo, aqui denominado plasma rico em factores de crescimento (PRGF), também foi explorado.[43] A ativação das plaquetas contidas no PRP induz a desgranulação dos grânulos α e a libertação de várias citocinas e factores de crescimento, incluindo TGF-β-1 e -2, PDGF-A e -B, EGF, VEGF e FGF (Tabela 1). No entanto, a sua concentração relativa varia consideravelmente entre lotes e produtos de ativação.[44]

Foram identificados quatro factores principais que influenciam a composição do PRP e dos produtos PRP:

1) o teor de plaquetas;

2) a presença de outras células de origem sanguínea, nomeadamente os leucócitos;

3) protocolo de ativação de plaquetas;

4) variabilidade de dador para dador.

Os três primeiros factores são a base da maioria dos sistemas de classificação do PRP, nomeadamente os propostos por **Ehrenfest**[45] e **DeLong**[46] . No entanto, entre estes factores, o conteúdo plaquetário terá um efeito importante na concentração de FGs de origem plaquetária e, consequentemente, nos possíveis resultados terapêuticos.

ASPECTO HISTÓRICO DO PLASMA RICO EM PLAQUETAS

A descoberta de outras estruturas no sangue, para além dos eritrócitos e dos leucócitos, por **Donné**, em 1842, deixou os seus contemporâneos estupefactos.[47] **Julius Bizzozero** foi o primeiro a chamar às novas estruturas **"le piastrine del sangue"** - plaquetas.

Em 1882, descreveu o papel das plaquetas na coagulação do sangue in vitro, bem como o seu envolvimento na etiologia da trombose in vivo. Verificou também que a parede vascular tinha um efeito inibidor na adesão das plaquetas. Outros progressos no desenvolvimento de técnicas de terapia regenerativa foram conseguidos por Wright, que descobriu os megacariócitos, precursores das plaquetas.

No início dos anos 40, os clínicos utilizavam "extractos" embrionários compostos por factores de crescimento e citocinas para promover a cicatrização de feridas.[48]

A cicatrização rápida e eficaz de feridas é crucial para o sucesso dos procedimentos cirúrgicos. Por isso, **Eugen Cronkite et al.** introduziram uma combinação de trombina e fibrina no enxerto de pele.[49]

A adesão firme e estável dos retalhos, garantida pela utilização dos componentes acima referidos, desempenha um papel importante neste tipo de cirurgia.

No início do século XX, os clínicos viram uma necessidade urgente de introduzir a transfusão de plaquetas no tratamento da trombocitopenia. Isto resultou em melhorias nas técnicas de preparação do concentrado de plaquetas. A suplementação com concentrado de plaquetas previne a hemorragia no doente. Na altura, os clínicos e os hematologistas de laboratório tentaram preparar o concentrado de plaquetas para transfusão. Os métodos de obtenção de concentrados desenvolveram-se rapidamente e foram significativamente melhorados, uma vez que as placas isoladas perdem rapidamente a sua viabilidade e, por conseguinte, têm de ser armazenadas a 4°C e administradas no prazo de 24 horas.[50]

Na década de 1920, os citratos eram utilizados como anticoagulantes na obtenção de concentrados de plaquetas. O progresso na preparação de concentrados de plaquetas acelerou quando foram criados recipientes de sangue de plástico flexível nas décadas de 1950 e 1960.[51]

O termo "plasma rico em plaquetas" foi utilizado pela primeira vez em 1954 por **Kingsley et al.** para se referir ao concentrado de plaquetas padrão para transfusão.[52]

Durante a década de 1960, surgiram as primeiras preparações de PRP para bancos de sangue, que se tornaram populares na década de 1970.

No final dos anos 50 e 60, foi utilizado o **"EDTA Platelet Pack"**. O conjunto continha um saco de plástico com sangue com EDTA e permitia que as plaquetas, que permaneciam suspensas numa pequena quantidade de plasma após o procedimento, fossem concentradas por centrifugação.[53]

Partiu-se da hipótese de que os factores de crescimento (GF) eram outros compostos do PRP que eram segregados pelas plaquetas e participavam na sua ação. A hipótese foi confirmada na década de 1980. Foi demonstrado que as moléculas bioactivas (GFs) eram libertadas das plaquetas para reparar tecidos danificados, como as úlceras cutâneas. Até à data, foram efectuados vários estudos sobre esta questão. Um dos temas mais frequentemente investigados neste campo é uma combinação de PRP e ácido hialurónico.

Os progressos da medicina em geral conduziram também a rápidos avanços na aplicação das plaquetas. Em 1972, **Matras** utilizou pela primeira vez as plaquetas como selantes para estabelecer a homeostase sanguínea durante os procedimentos cirúrgicos.[54]

Além disso, em 1975, **Oon e Hobbs** foram os primeiros cientistas a utilizar o PRP no tratamento reconstrutivo.15 Em 1987.[55]

Ferrari et al. utilizaram pela primeira vez o plasma rico em plaquetas em cirurgia cardíaca como fonte autóloga de transfusão, reduzindo assim as perdas sanguíneas intra-operatórias, os distúrbios hematológicos da circulação pulmonar periférica e a utilização subsequente de produtos sanguíneos.[56]

Em 1986, **Knighton et al**. foram os primeiros cientistas a descrever protocolos de concentrados de plaquetas e a designá-los por factores autólogos de cicatrização de feridas derivados de plaquetas (PDWHF).

Desde a formulação dos protocolos, esta técnica tem vindo a ser cada vez mais aplicada na medicina estética. Desde o final dos anos 80, o PRP tem sido utilizado na medicina regenerativa.

Para além da cirurgia geral e cardíaca, a cirurgia maxilofacial é outra área em que o PRP se tornou popular no início da década de 1990.

O PRP foi aplicado para melhorar a incorporação de transplantes em reconstruções mandibulares. O PRP também começou a ser implementado na medicina dentária, onde tem sido utilizado desde o final dos anos 90 para melhorar a incorporação de implantes dentários e facilitar a regeneração óssea.

Além disso, a cola de fibrina é um material relacionado bem conhecido, introduzido na altura. O desenvolvimento da aplicação do PRP em medicina dentária ocorreu após a invenção da fibrina rica em plaquetas (PRF), um tipo de concentrado de plaquetas que não requer a adição de anticoagulantes, por **Choukroun**.[56]

A popularidade do PRF cresceu na década de 2000, com uma aplicação crescente em procedimentos dentários, incluindo a regeneração de tecido gengival hiperplásico e de defeitos periodontais, o encerramento de feridas palatinas, o tratamento da recessão gengival e as cavidades de extração.

A utilização do PRP no processo de plasmaferese para melhorar a regeneração óssea foi descrita em 1999 por **Anitua.**[57] Tendo observado os efeitos benéficos do tratamento, o cientista continuou a investigar o fenómeno. Os seus trabalhos subsequentes relataram o impacto desta fração de sangue em úlceras cutâneas crónicas, implantes dentários, cicatrização de tendões e lesões desportivas ortopédicas.

Desde 2000, têm sido utilizados vários agentes que activam o PRP, por exemplo, o cloreto de cálcio e a trombina bovina. Graças às suas excelentes propriedades, o PRP é utilizado em ortopedia.

Os resultados do primeiro estudo aprofundado sobre os efeitos dos factores de crescimento no tecido tendinoso em seres humanos foram publicados em 2005. A terapia PRP é atualmente utilizada para tratar doenças degenerativas e promover a cicatrização de tendões, ligamentos, músculos e cartilagem.

É indicado que a popularidade contínua deste procedimento em ortopedia pode também estar associada à utilização frequente de PRP por estrelas do desporto. Em 2009, foi publicado um estudo experimental em animais que confirma a hipótese de que o concentrado de PRP melhora a cicatrização do tecido muscular.

Desde 2010 ou antes, o PRP tem sido aplicado com sucesso na dermatologia cosmética. Após uma injeção de PRP, a pele fica com um aspeto mais jovem e apresenta uma hidratação, flexibilidade e cor consideravelmente melhoradas. O PRP também é utilizado para melhorar o crescimento do cabelo.

Atualmente, são utilizados dois tipos de PRP na terapia de crescimento capilar - o plasma rico em plaquetas não ativado (A-PRP) e o plasma rico em plaquetas ativado (AA-PRP).[58] No entanto, Gentile et al. demonstraram que a injeção de A-PRP permite melhorar a densidade capilar e os parâmetros de contagem de cabelos. Além disso, está provado que o tratamento com PRP antes do transplante capilar resulta num maior crescimento capilar e numa melhor densidade capilar.

Além disso, em 2009, estudos demonstraram que a aceitação e a sobrevivência dos enxertos de gordura podem ser melhoradas através da utilização de uma mistura de PRP e gordura, o que pode produzir efeitos melhorados da cirurgia plástica.

Em implantologia oral, o PRF tem sido utilizado para melhorar a osseointegração de implantes dentários para aumentar a estabilidade do implante, embora os mecanismos celulares não sejam totalmente compreendidos. Assim, avaliámos histologicamente o efeito dos materiais de enxerto de alvéolos de extração pré-implantação, PRF e substituto de osso bovino, na regeneração óssea em 19 casos. Os alvéolos de extração continham mineral ósseo bovino desproteinizado (Bego-Oss®) e membrana de PRF autólogo suplementado com concentrado de fator de crescimento plasmático autólogo.1 O alvéolo foi fechado com uma membrana de PRF, por cima do enxerto, numa técnica de envelope. Às 14 ± 2,5 semanas após a extração, a área cirúrgica foi reaberta para a inserção do implante e foi retirado um cone de biopsia do osso transcortical. Os cones foram incluídos em parafina, seguidos de descalcificação e coloração com hematoxilina-eosina. A imagem clínica apresentada mostra uma imagem histológica representativa de uma biopsia que revela a presença de osso recém-formado. Esta matriz osteoide está depositada nos limites dos restos de PRF e osso bovino, e osteoblastos celulares densos alinhados em frentes que residem no tecido conjuntivo. Estes resultados sugerem que o PRF e o osso bovino têm efeitos osteocondutores logo a partir das 14 semanas após o tratamento com PRF.

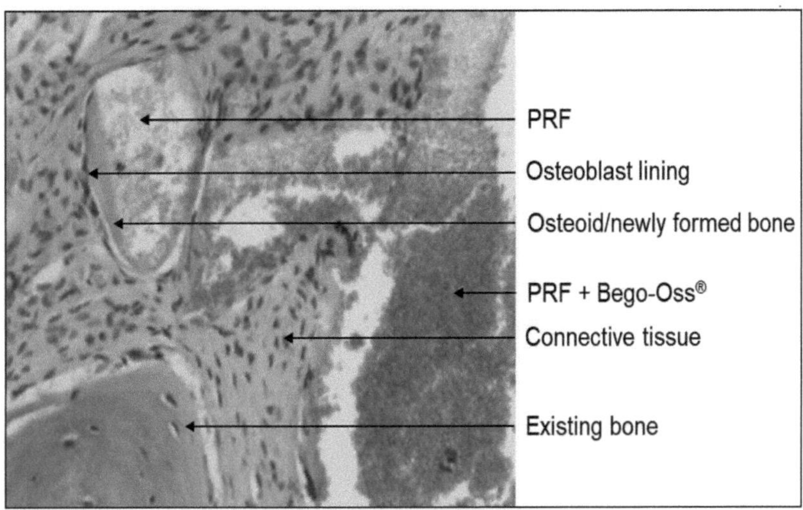

Figura 22: imagem histológica de uma biopsia que revela a presença de osso recém-formado

CLASSIFICAÇÃO DO PLASMA RICO EM PLAQUETAS

De acordo com a classificação proposta por Ehrenfest et al. (2009)[59] , podem ser definidas quatro famílias principais de preparações, em função do seu conteúdo celular e da arquitetura da fibrina.

1. **O plasma rico em plaquetas puro (P-PRP) ou** produtos **de PRP pobres em leucócitos** são preparações sem leucócitos e com uma rede de fibrina de baixa densidade após a ativação.

2. Os produtos com **leucócitos e PRP (L-PRP)** são preparações com leucócitos e com uma rede de fibrina de baixa densidade após a ativação. É nesta família que existe o maior número de sistemas comerciais ou experimentais. Nos últimos anos, foram desenvolvidos muitos protocolos automatizados que requerem a utilização de kits específicos que permitem uma manipulação mínima das amostras de sangue e uma normalização máxima das preparações.

3. As preparações **de fibrina pura rica em plaquetas (P-PRF**) ou **de fibrina rica em plaquetas pobre em leucócitos** não contêm leucócitos e possuem uma rede de fibrina de elevada densidade. Estes produtos existem apenas sob a forma de gel fortemente ativado e não podem ser injectados ou utilizados como as colas de fibrina tradicionais.

4. **A fibrina rica em leucócitos e plaquetas (L-PRF)** ou os produtos **PRP de segunda geração** são preparações com leucócitos e com uma rede de fibrina de alta densidade.

PREPARAÇÃO DE PLASMA RICO EM PLAQUETAS

Como se mostra no fluxograma 1, formam-se 2 camadas (Plasma pobre em plaquetas e Plasma rico em plaquetas) após a centrifugação de 2nd :

1. Nesta fase, o volume é reduzido através da remoção de dois terços do volume total de plasma. A porção removida é o Plasma pobre em plaquetas (PPP).

2. enquanto a parte restante com as plaquetas sedimentadas (que são facilmente dispersáveis por agitação) é o Plasma Rico em Plaquetas (PRP).[39]

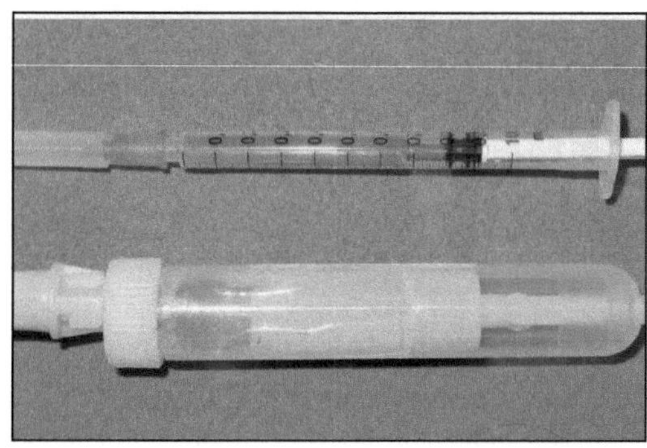

Figura 23: Plasma rico em plaquetas (na seringa) e plasma pobre em plaquetas (no tubo de centrifugação). Este último pode ser utilizado para cobrir a área cirúrgica.

COMPOSIÇÃO DO PLASMA RICO EM PLAQUETAS

O plasma rico em plaquetas (PRP) constitui uma elevada concentração de plaquetas numa solução composta por sangue autólogo num pequeno volume de plasma. O PRP contém 4% de glóbulos vermelhos (RBCs), 95% de plaquetas e 1% de glóbulos brancos (WBCs).[60] O PRP é uma mistura sensível à temperatura e não pode ser conservado a uma temperatura inferior a 4 °C.

KITS PRP DISPONÍVEIS NO MERCADO

Existem muitos sistemas PRP comercializados, que facilitam a preparação de suspensões ricas em plaquetas prontas a aplicar de forma reprodutível. Todos funcionam com um pequeno volume de sangue colhido (20-60 ml) e com base no princípio da centrifugação. Estes sistemas diferem muito na sua capacidade de recolha e concentração de plaquetas, dependendo do método e do tempo de centrifugação. Como resultado, são obtidas suspensões com diferentes concentrações de plaquetas e leucócitos. As diferenças nas concentrações de plaquetas e leucócitos influenciam a diversidade da concentração dos factores de crescimento.

Os dispositivos PRP podem ser normalmente divididos em sistemas de baixo rendimento (2,5-3 vezes a concentração de base) e sistemas de alto rendimento (5-9 vezes a concentração de base). Os dispositivos de alto rendimento incluem

1. **Biomet GPS II e III (contagem de plaquetas 3-8×);**

2. **Harvest Smart P Rep 2 APC+ (4-6×);**

3. **Arterio Cyte Medtronic Magellan (3-7×).** Os sistemas de concentração mais baixa incluem o Arthrex ACP (2-3×), a terapia Cascade PPR (1-1,5×) e o PRGF do **Boitech Institute Vitoria, Espanha (2-3×). Regen PRP (Laboratório Regen, Mollens, Suíça).**

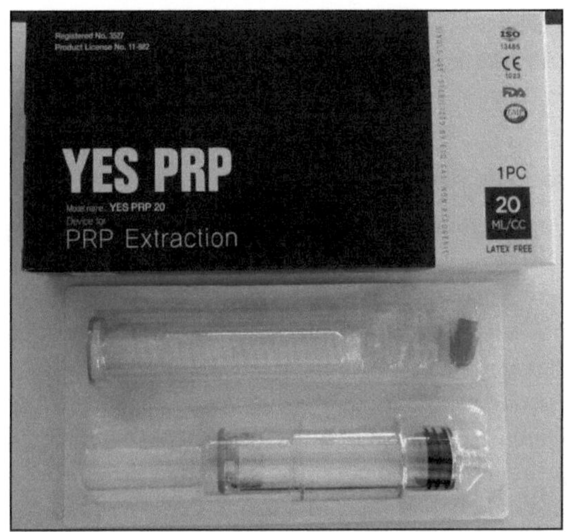

Figura 24: Kit de plasma rico em plaquetas YES

APLICAÇÕES CLÍNICAS DO PLASMA RICO EM PLAQUETAS

1. O PRP autólogo pode diminuir a drenagem pós-operatória, reduzir as necessidades de narcóticos e facilitar um regresso precoce à mobilidade.

2. No pós-operatório, os doentes devem ter menos complicações, recuperar mais rapidamente e ter uma estadia hospitalar reduzida.[61]

3. Ajuda no rejuvenescimento facial

4. Ajuda no crescimento do cabelo.

5. Ajuda no tratamento de defeitos intra-ósseos com materiais de enxerto.

6. É utilizado à volta de implantes dentários juntamente com outros materiais de

enxerto em casos de peri-implantite.

4.2.2. Lisado de plaquetas

O lisado de plaquetas (PL) é uma das fontes adequadas de moléculas bioactivas encontradas na libertação de plaquetas. É utilizado no crescimento e proliferação celular e é uma boa alternativa ao soro fetal bovino. Nos últimos anos, a utilização clínica do PL ganhou mais atenção, uma vez que as suas preparações são acelulares, reduzindo assim as preocupações com a imunogenicidade, e contêm elevadas concentrações de factores de crescimento e citocinas. Além disso, as preparações de lisado de plaquetas podem ser filtradas para remover as imunoglobulinas, criopreservadas e disponibilizadas para utilização futura. A PL é considerada um material novo e multifatorial que contém comparativamente mais factores de crescimento do que outros produtos derivados do sangue e pode ser armazenada durante períodos de tempo mais longos a temperaturas mais baixas num congelador. A natureza acelular da PL pode potencialmente ultrapassar o PRP tradicional em termos de aplicação não autóloga e de variabilidade dos doentes, havendo quem afirme que o lisado de plaquetas é mais concentrado em factores de crescimento do que o PRP.[62]

preparação do lisado de plaquetas (pls)

Os métodos de preparação de PLs são a congelação/descongelação, o tratamento com solventes/detergentes, a ultra-sons e a ativação por trombina ou cloreto de cálcio. A congelação/descongelação é um método fácil, de baixo custo e de curta duração para produzir PLs. Neste método, a suplementação com trombina é evitada devido a possíveis efeitos secundários. Um estudo recente indicou que a temperatura do procedimento de congelamento/descongelamento é frequentemente - 196/-4◦C, e propôs que os factores de crescimento são mais bem mantidos a esta temperatura. Outros estudos mostram que a temperatura de preparação da PL de - 80/37◦C parece ter impacto na qualidade do fator de crescimento. Outro método de preparação de PL é a ultrassonografia em estudos clínicos. O tempo ideal para este método é de 30 min com uma frequência de 20 Kh, em que, ele a liberação de uma maioria de fatores de crescimento é desencadeada. O efeito inflamatório do fibrinogénio e dos vírus do vírus da hepatite C (VHC) pode ser destruído por incubação a 56◦C durante 40 min. A heparina pode ser adicionada ao PL para evitar a formação de coágulos, o que, por sua vez, tem efeitos adversos nos tecidos dos doentes.[63]

COMPOSIÇÃO DO LISADO DE PLAQUETAS

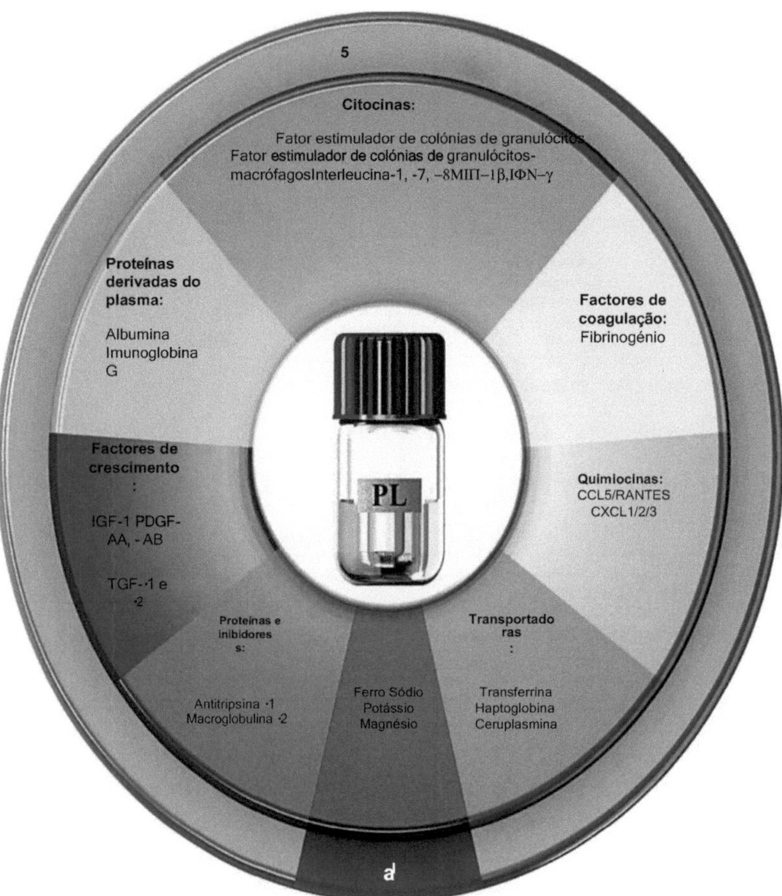

Figura 25: Composição do lisado de plaquetas. A composição das PLs é complexa. As PLs contêm proteínas, citocinas, sais minerais, quimiocinas e factores de crescimento

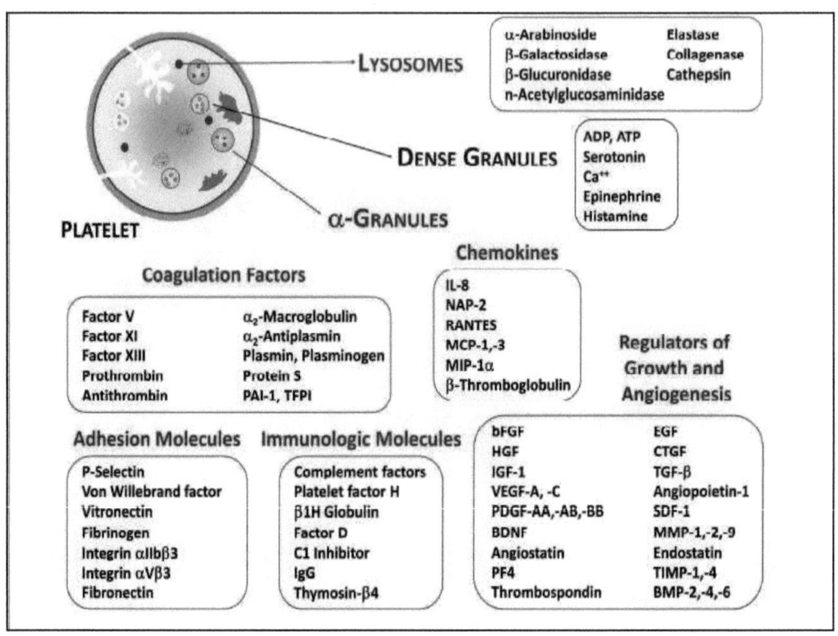

Figura 26: Composição do lisado de plaquetas - com base nos grânulos e enzimas presentes nas plaquetas

Um passo importante na produção de HPL é a lise ou ativação das plaquetas para libertar substâncias activas armazenadas, tais como factores de crescimento, citocinas e quimiocinas, no plasma ou no plasma da solução aditiva de plaquetas. O método mais frequente é a congelação-descongelação (74%), seguido da ativação das plaquetas por adição de trombina ou outros agonistas (13%), sonicação das plaquetas (8%), tratamento com solvente/detergente do concentrado de plaquetas (CP) (2%).

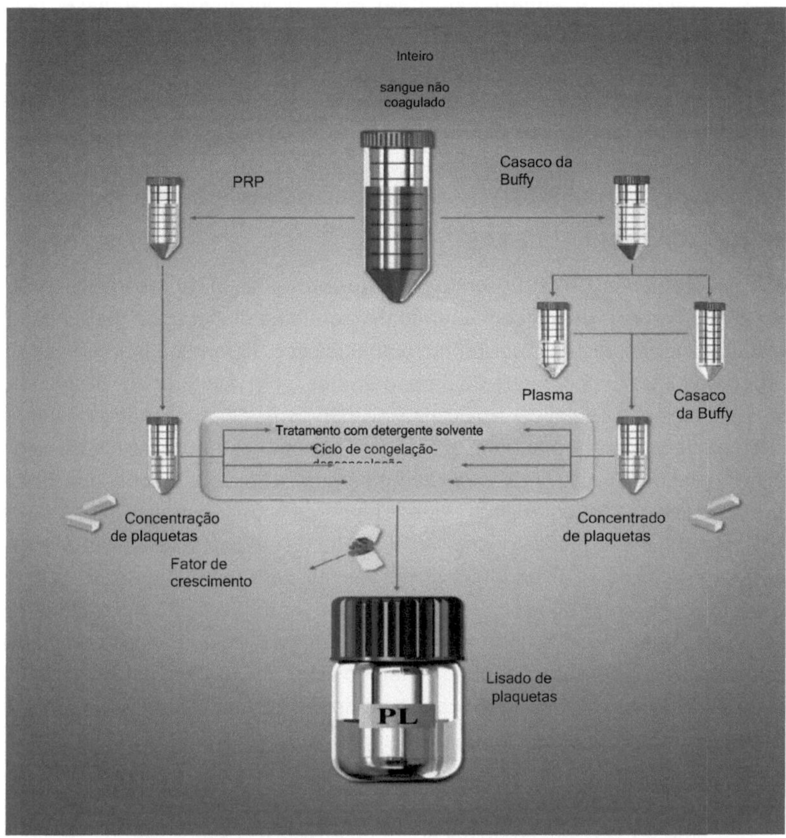

Figura 27: Procedimento de preparação do lisado de plaquetas

APLICAÇÕES CLÍNICAS DO LISADO DE PLAQUETAS

1) o coágulo e os detritos plaquetários são removidos durante o processamento da PL; por conseguinte, a PL é uma solução que dificilmente forma espontaneamente um gel ou se retrai.

2) os ciclos de congelação/descongelação são fáceis de normalizar e não requerem a adição de qualquer ativador de coágulos para libertar os factores plaquetários.

3) a concentração dos factores de crescimento e das citocinas é altamente reprodutível entre lotes, o que pode contribuir para resultados mais previsíveis.

4) pode ser congelado e armazenado para estar prontamente disponível para utilização posterior. Para aplicações de TE, o PL pode ser transformado num gel de PL (PLG) utilizando trombina, ou carregado em suportes para a libertação sustentada de PL GFs. Estas construções que incorporam o PL demonstraram potencial para induzir a neovascularização, a osteogénese e para melhorar a recolocação periodontal. O PL também foi proposto como uma alternativa prevalecente ao suplemento de soro fetal bovino para a cultura de vários tipos de células humanas.[67]

4.2.3 FIBRINA RICA EM PLAQUETAS

Fibrina rica em plaquetas (PRF) descrita por **Choukroun et al.** e desenvolvida em França em 2001. Trata-se de um concentrado de plaquetas de segunda geração que contém plaquetas e factores de crescimento autólogos sob a forma de membranas de fibrina preparadas a partir do sangue do próprio doente, sem qualquer anticoagulante ou outras modificações bioquímicas artificiais.[64] O PRF consiste numa matriz de fibrina autóloga rica em leucócitos e plaquetas, composta por uma estrutura tetra molecular, com citocinas, plaquetas, citocinas e células estaminais no seu interior, que actua como um suporte biodegradável que favorece o desenvolvimento da microvascularização e é capaz de orientar a migração de células epiteliais para a sua superfície. Além disso, o PRF pode servir de veículo para o transporte de células envolvidas na regeneração dos tecidos e parece ter uma libertação sustentada de factores de crescimento num período entre 1 e 4 semanas, estimulando o ambiente para a cicatrização de feridas num período de tempo significativo. Tem uma arquitetura complexa de matriz de fibrina forte com propriedades mecânicas favoráveis e remodela-se lentamente, à semelhança do coágulo sanguíneo. Alguns estudos têm demonstrado que o PRF é um biomaterial cicatrizante com grande potencial de regeneração óssea e de tecidos moles, sem reacções inflamatórias, podendo ser utilizado isoladamente ou em combinação com enxertos ósseos, promovendo a hemostase, o crescimento e a maturação óssea. Esta matriz autóloga demonstrou em estudos in vitro um grande potencial para aumentar a fixação celular e uma estimulação da proliferação e diferenciação de osteoblastos.[65]

A organização tridimensional de uma rede de fibrina no PRF e PRP afecta as propriedades biológicas e mecânicas destes concentrados de plaquetas. Durante a gelificação destas estruturas de fibrina, as fibrilhas de fibrina podem ser montadas de duas formas: junções bilaterais ou junções equilaterais. No PRP, existem junções bilaterais com fortes concentrações de trombina que permitem o espessamento do polímero de fibrina com uma rede rígida, resultando num fraco aprisionamento de citocinas e migração celular. Mas no PRF as junções equiláteras estão presentes com concentrações fracas de trombina, formando uma rede de fibrina fina e flexível que é mais elástica por natureza, favorecendo o aprisionamento de citocinas e a migração celular. Todos estes parâmetros comparativos fazem do PRF um melhor biomaterial de cicatrização do que o PRP e outros adesivos de fibrina.

COMPOSIÇÃO DA FIBRINA RICA EM PLAQUETAS

O PRF contém 97% de plaquetas e 75% de leucócitos numa distribuição 3D específica. É constituído por um conjunto íntimo de citocinas, cadeias glicémicas e glicoproteínas estruturais, emaranhadas numa rede de fibrina lentamente polimerizada. Uma molécula fibrilar solúvel, a fibrina é uma forma activada da molécula plasmática fibrinogénio que está massivamente presente tanto no plasma como nos grânulos alfa das plaquetas e que é transformada numa fibrina insolúvel pela trombina. O gel de fibrina polimerizado constitui a primeira matriz cicatricial do local lesionado.[65] A estrutura tridimensional da matriz assemelha-se à da fibrina fisiológica.[66] As citocinas envolvidas influenciam a matriz extracelular que permite a migração, a divisão e a alteração fenotípica das células endoteliais, conduzindo assim à angiogénese.[67]

A malha de fibrina proporciona imunidade natural sob a influência dos produtos de degradação do fibrinogénio (FDP) que estimulam a migração dos neutrófilos, modulam a fagocitose e a degradação enzimática dos neutrófilos. Além disso, os agentes quimiotácticos aprisionados na fibrina controlam a colonização da ferida pelos macrófagos.[68] Os leucócitos retidos na PRF têm um efeito anti-infecioso e actuam como um nó de regulação imunitária. O PRF contém todas as citocinas imunitárias essenciais, como a IL 1β, a IL 6, a IL 4 e o TNF.[69] Têm a capacidade de controlar a resposta inflamatória no local da ferida.

Partes da PRF:

Tal como sugerido por Choukroun, a centrifugação do sangue dos doentes resulta em três camadas separadas, ou seja, coágulo sanguíneo na base, matriz de fibrina no meio (PRF) e plasma pobre em plaquetas no topo.

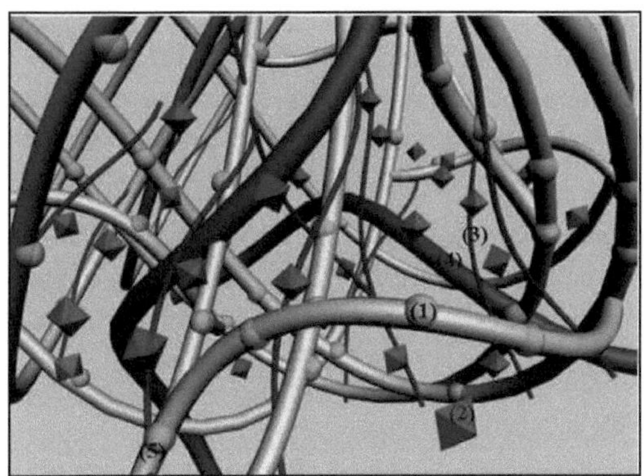

Figura 28: Partes da fibrina rica em plaquetas

Análises histológicas efectuadas por **Dohan et al em 2006**[71] determinaram a distribuição das plaquetas nas várias camadas do sangue centrifugado: As plaquetas acumulam-se na parte inferior do coágulo de fibrina, principalmente na junção entre os glóbulos vermelhos (trombo vermelho) e o próprio coágulo de PRF. Esta observação realça a constatação de que a extremidade vermelha do PRF seria mais eficaz do que a parte superior do coágulo de fibrina e teria uma aplicação clínica máxima.

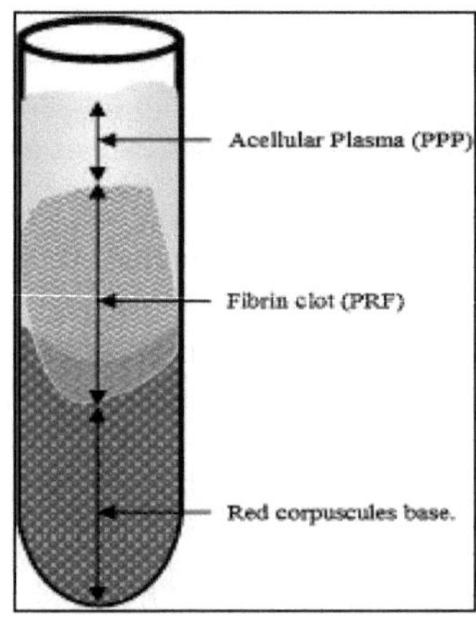

Figura 29: Modelação computacional teórica de um coágulo PRF

Ativação do PRF:

A ativação e a desgranulação das plaquetas são importantes para iniciar e apoiar a sua agregação no local de cicatrização. Dada a ausência de anticoagulante, a ativação das plaquetas em contacto com a sílica das paredes do tubo de vidro inicia a cascata de coagulação. O fibrinogénio forma fibrina na presença de trombina fisiológica. Após a centrifugação, obtém-se fibrina no meio do tubo com uma concentração maciça de plaquetas

A ativação das plaquetas liberta assim as citocinas (IL-1 beta, IL-6, TNF-α) e os factores de crescimento (TGF-β1, PDGF, VEGF, EGF) que estimulam a migração e a proliferação das células no interior da matriz de fibrina, iniciando-se assim a primeira fase da cicatrização.[72]

Significado técnico:

De acordo com um estudo realizado por **Su et al em 2009**[75] , a fibrina rica em plaquetas permite a libertação contínua de factores de crescimento durante mais de 300 minutos após a sua preparação. Por conseguinte, deve ser utilizada imediatamente após a sua preparação. A libertação progressiva de citocinas e leucócitos continua durante um período de 7-11 dias, à medida que a rede de fibrina se desintegra.[73]

A polimerização lenta e natural do PRF na presença de trombina fisiológica confere-lhe a organização tridimensional crucial da rede de fibrina. Esta rede de fibrina caraterística confere-lhe uma grande elasticidade, formando assim uma membrana de PRF muito forte. Esperar mais de um ou dois minutos pode fazer com que a fibrina se polimerize de forma difusa, deixando para trás apenas um pequeno coágulo mal formado no tubo de ensaio.

PREPARAÇÃO DE FIBRINA RICA EM PLAQUETAS

1. Para a preparação do PRF, apenas é necessário sangue centrifugado sem qualquer adição de anticoagulante e trombina bovina.[74]

2. A amostra de sangue é colhida sem anticoagulante em tubos de 10 ml num tubo de vidro ou de plástico revestido de vidro e imediatamente centrifugada a 3000 rpm durante 10 minutos.

3. O produto resultante é constituído pelas três camadas seguintes: a camada superior consiste num plasma acelular, um coágulo de PRF no meio e uma base de glóbulos vermelhos na parte inferior.

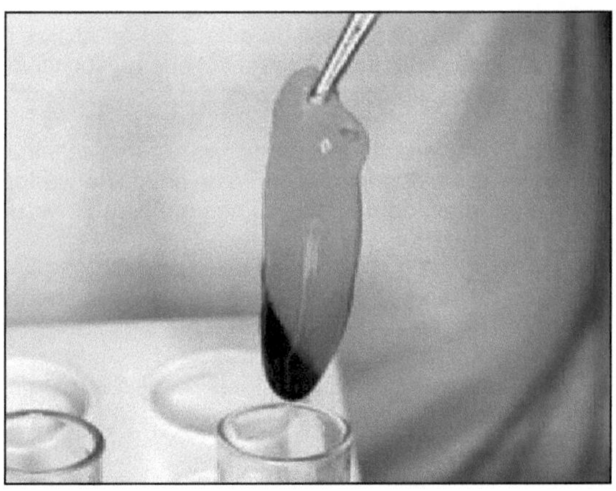

Figura 30: Fibrina rica em plaquetas

CLASSIFICAÇÃO DA FIBRINA RICA EM PLAQUETAS

1. **PRF puro[75] ou PRF pobre em leucócitos**: São preparações sem leucócitos e com uma rede de fibrina de alta densidade. Por definição, estes produtos só existem sob a forma de gel fortemente ativado e não podem ser injectados ou utilizados como as colas de fibrina tradicionais. No entanto, devido à sua forte matriz de fibrina, podem ser manuseados como um verdadeiro material sólido para outras aplicações. O principal inconveniente desta técnica continua a ser o seu custo e a sua relativa complexidade em comparação com as outras formas de PRF disponíveis, o L-PRF (Leukocyte- and Platelet-Rich Fibrin).

2. **Leucócitos e PRF (L-PRF):** São preparações com leucócitos e uma rede de fibrina de alta densidade. Por definição, estes produtos existem apenas sob a forma de gel fortemente ativado e não podem ser injectados ou utilizados como as colas de fibrina tradicionais. No entanto, devido à sua forte matriz de fibrina, podem ser manuseados como um verdadeiro material sólido para outras aplicações.

GERAÇÕES DE CONCENTRADOS DE PLAQUETAS

Tabela n.º 6: Gerações de concentrado de plaquetas (CP)

GERAÇÕES (PC)	CONTEÚDO PRINCIPAL DO CONCENTRADO DE PLAQUETAS
Primeiro geração	A contagem concentrada de plaquetas e factores de crescimento foi validada. Estão a ser desenvolvidos dispositivos para a preparação automatizada de PRP.
Segundo geração	Estão a ser estudadas modificações das técnicas preparatórias anteriores e o desenvolvimento de novos derivados do plasma rico em plaquetas, como a fibrina rica em plaquetas (ou seja, o PRF).
Terceiro geração	Os derivados do plasma rico em plaquetas são comparados em termos da sua capacidade de reagir, reter e libertar vários factores de crescimento para a sua estabilidade mecânica, resistência e biodegradabilidade.
Quarto geração	O acoplamento dos PCs (células parceiras) está a ser investigado.

2nd Geração PRF: Com base na sua arquitetura de fibrina e conteúdo celular (**Dohn Ehrenfest** 2009)

1. Leucócitos PRF pobres ou puros (P-PRF)
2. Leucócitos e PRF (L-PRF) - PRF de Choukroun
3. Plasma rico em leucócitos e plaquetas (L-PRP)
4. PRF avançado (A-PRF)
5. PRF injetável (i-PRF)

Tabela no. 7: Tipos de PRF

Tipos de PRF	Proposto por	RPM	Tempo	Tubo
L-PRF	Choukroun (2004)	2700	12	Revestido a vidro
A-PRF	Ghanaati (2004)	1300	14	Patenteado
i-PRF	Mourão (2015)	700	3	Não revestido
Titânio PRF		2800	12	Tubo de titânio

PROPRIEDADES DO PRF-

O PRF é constituído por um conjunto íntimo de citocinas, glicoproteínas estruturais enredadas numa rede de fibrina lentamente polimerizada. Os componentes bioquímicos têm efeitos sinergéticos bem conhecidos nos processos de cicatrização.

O PRF não é apenas um concentrado de plaquetas, mas também um nódulo imunitário capaz de estimular os mecanismos de defesa. É provável que a regulação significativa da inflamação observada em locais cirúrgicos tratados com PRF seja o resultado de efeitos de retrocontrolo de citocinas fixadas na rede de fibrina e libertadas durante a remodelação desta matriz inicial.

A matriz de fibrina presente no PRF actua como um guia natural da angiogénese, ajudando também na cobertura de feridas.

VANTAGENS DA UTILIZAÇÃO DO PRF (Dohan et al.)

1. A sua preparação é uma técnica simplificada e eficiente, com centrifugação num único passo, gratuita e abertamente acessível a todos os clínicos.

2. É obtido através de uma amostra de sangue autólogo.

3. Minimização da manipulação de sangue.

4. Não necessita de qualquer aditivo nem da adição de trombina externa porque a polimerização é um processo completamente natural, sem qualquer risco de sofrer uma reação imunológica.

5. Tem uma estrutura de fibrina natural com factores de crescimento no seu interior que podem manter a sua atividade durante um período relativamente mais longo, até 7 dias, e estimular eficazmente a regeneração dos tecidos.

6. Pode ser utilizado apenas ou em combinação com enxertos ósseos, consoante o objetivo.

7. Aumenta a taxa de cicatrização do osso enxertado.

8. É uma opção económica e rápida em comparação com os factores de crescimento recombinantes quando utilizados em conjunto com enxertos ósseos.

9. Utilizada como uma membrana, evita um procedimento cirúrgico no local do dador e resulta numa redução do desconforto do doente durante o período inicial de cicatrização da ferida.

10. Os estudos do PRF apresentam-no como mais eficaz e com menos controvérsias sobre os seus resultados clínicos finais quando comparado com o PRP.

11. Tem um efeito anti-inflamatório e actua como um "modo de regulação imunitária".

DESVANTAGENS DA UTILIZAÇÃO DO PRF

1. A quantidade final disponível é baixa porque se trata de sangue autólogo.

2. O sucesso do protocolo PRF depende diretamente do manuseamento, principalmente, relacionado com o tempo de recolha do sangue e a sua transferência para a centrifugadora.

3. Necessidade de utilizar um tubo revestido a vidro para conseguir a polimerização do coágulo.

4. Possível recusa de tratamento devido à punção necessária para a recolha de sangue (**Wani 2014**).

5. Só é necessária uma experiência mínima do clínico para a manipulação do PRF.

APLICAÇÕES:

Os vastos benefícios do PRF levaram à sua aplicação em diferentes domínios da medicina e da medicina dentária:

1. Cirurgia do ouvido, nariz, garganta e plástica
2. Cirurgia oral e maxilofacial
3. Pré-implante e cirurgia de implante

APLICAÇÕES PERIODONTAIS:

1. Como membrana reabsorvível para cobertura de recessões.
2. Como suporte para tecido periosteal humano e engenharia de tecido ósseo.
3. Como único material de enxerto em defeitos ósseos.
4. Como material de enxerto em combinação com outros enxertos em defeitos ósseos.

Simonpieri et al, em 2009, resumiram que a utilização de concentrado de plaquetas PRF com enxertos ósseos pode oferecer várias vantagens:

1. Proteção mecânica de materiais enxertados com membrana PRF.
2. Os fragmentos de PRF actuam como conectores biológicos entre os materiais

de enxerto.

3. A rede de fibrina facilita a migração celular, a neo-angiogénese, a vascularização e a sobrevivência do enxerto.

4. As citocinas plaquetárias são gradualmente libertadas à medida que a matriz de fibrina é reabsorvida.

5. Autorregulação do fenómeno inflamatório no local do enxerto devido à presença de leucócitos e citocinas.

OUTRAS APLICAÇÕES CLÍNICAS

1. Em defeitos ósseos periodontais: conseguir uma redução da profundidade de sondagem e um preenchimento radiográfico do defeito.

2. Na osteíte localizada, 90% da redução da osteíte foi encontrada nos sítios cirúrgicos dos terceiros molares.

3. Como adjuvante na cicatrização de feridas palatinas após a colheita de um enxerto gengival livre.

4. Como potencial scaffold em procedimentos de revascularização pulpar de dentes permanentes imaturos necróticos: como é rico em factores de crescimento, parece aumentar a proliferação e diferenciação celular, aumentando a angiogénese, actuando como uma matriz para o crescimento de tecidos e regulando a reação inflamatória.

5. Em extracções múltiplas para preservar a altura do rebordo alveolar.

6. Regeneração óssea à volta de implantes imediatos, no interior do defeito alveolar.

7. Reconstrução de grandes defeitos ósseos após cirurgia oncológica.

8. Na cirurgia plástica, os coágulos de PRF são frequentemente utilizados diretamente para preencher cavidades ou misturados com um enxerto de adipócitos numa estrutura lipo.

9. Na forma de membrana, pode ser útil para pequenas cirurgias otológicas.

LIMITAÇÕES DO PRF

Só pode ser utilizado um volume limitado de PRF. Uma vez que é obtido a partir de uma amostra de sangue autólogo, as quantidades produzidas são baixas.

É necessário um manuseamento rápido imediatamente após a colheita. O sucesso desta técnica depende inteiramente da rapidez da colheita de sangue e da transferência para a centrifugadora. De facto, sem anticoagulante, a amostra de sangue começa a coagular quase imediatamente após o contacto com o vidro do tubo. O manuseamento rápido é a única forma de obter um coágulo de PRF clinicamente utilizável.

A matriz de fibrina contém todas as células imunitárias circulantes e moléculas altamente antigénicas. É por esta razão que as membranas PRF são totalmente específicas do dador e não podem constituir um tecido de enxerto alogénico.

Connell, em 2007[79] , manifestou preocupação relativamente à questão da segurança da metodologia PRF. Comentou os tipos de tubos a utilizar para produzir PRF e os possíveis perigos dos tubos de vidro com sílica.

No entanto, **Dohan et al 2007**[80] , no mesmo ano, efectuaram uma análise da citotoxicidade do PRF numa vasta gama de células humanas e concluíram que as micropartículas de sílica que revestem estes tubos não são citotóxicas para as células humanas testadas. Também relataram uma melhor proliferação mitótica e sugeriram que o contacto com a sílica é necessário para iniciar o processo de polimerização, uma vez que a sílica se comporta como ativador do coágulo. Assim, para produzir PRF, devem ser utilizados tubos de vidro secos ou tubos de plástico revestidos de vidro.

Outras questões sensíveis ainda não reveladas, que podem influenciar a natureza do PRF, incluem a variação da quantidade e da qualidade do PRF com o envelhecimento, a influência de doenças sistémicas (trombocitopenia, distúrbios hemorrágicos, diabetes, síndromes de adesão leucocitária, etc.), nutrição, diferenças ambientais ou raciais, perfil sanguíneo, autoimunidade e predisposição genética.

PRP v/s PRF

De acordo com **Mosesson et al 2001**, que descreveram em pormenor as caraterísticas estruturais e biológicas[10] do fibrinogénio e da fibrina, a organização tridimensional da rede de fibrina depende do mecanismo de ativação.

1. **A forte concentração de trombina** leva à condensação de junções tetramoleculares ou bilaterais, causando, por sua vez, o espessamento do polímero de fibrina. Esta rede rígida não é muito favorável à fixação de citocinas e à migração celular. No entanto, pode selar bem os tecidos biológicos. Uma organização estrutural deste tipo é observada no plasma rico em plaquetas (PRP).

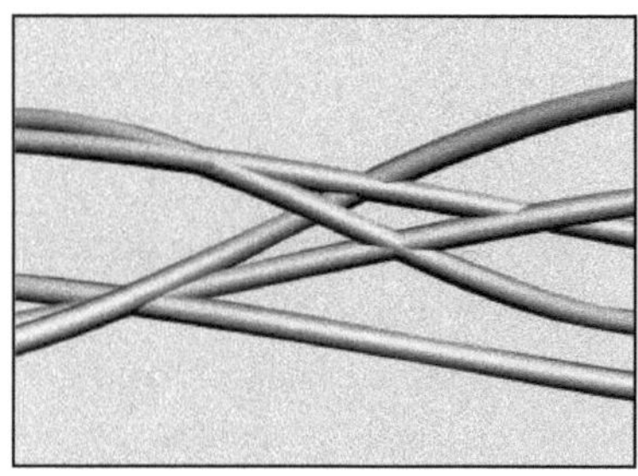

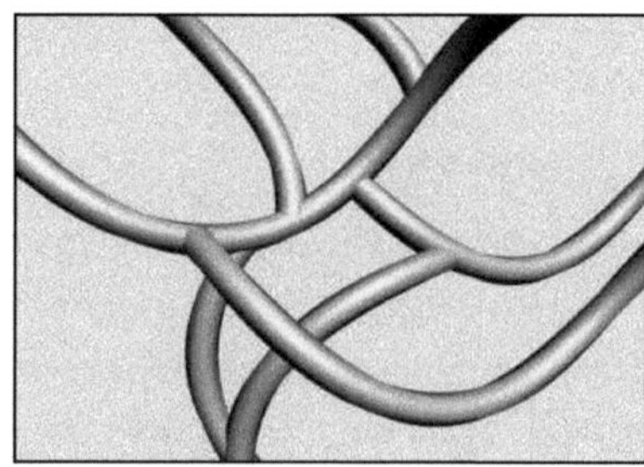

Junções tetramoleculares -PRP Junções trimoleculares PRF

Figura 31: Organização estrutural do PRP e do PRF

2. **Uma concentração fraca de trombina** leva a junções trimoleculares ou equilaterais que resultam numa matriz de fibrina flexível e capaz de suportar a migração de citocinas e células. Esta rede flexível, elástica e muito forte é observada na fibrina rica em plaquetas (PRF). Ao contrário do PRP, a PRF resulta de uma polimerização natural e progressiva que ocorre durante o processo de centrifugação.

Numa comparação in vitro do PRF com o PRP, **He et al., em 2009,** demonstraram uma libertação gradual e prolongada de factores de crescimento autólogos e uma melhor indução da diferenciação e proliferação osteoblásticas pelo PRF.[81]

Num ensaio clínico realizado por **Pradeep et al. em 2012,** a avaliação comparativa de PRF e PRP autólogos em defeitos intra-ósseos demonstrou resultados clínicos e radiográficos igualmente favoráveis em ambos os grupos, quando comparados com o desbridamento de retalho aberto isolado.

No entanto, dada a natureza pouco dispendiosa, o menor consumo de tempo, a menor sensibilidade técnica e as propriedades favoráveis da matriz de PRF, esta é considerada a melhor escolha entre as duas variedades disponíveis de concentrados de plaquetas.

CASO CLÍNICO QUE APRESENTA A EFICÁCIA DA PRF EM CONJUNTO COM XENOENXERTO NO TRATAMENTO DE DEFEITO INTRA-ÓSSEO[78]

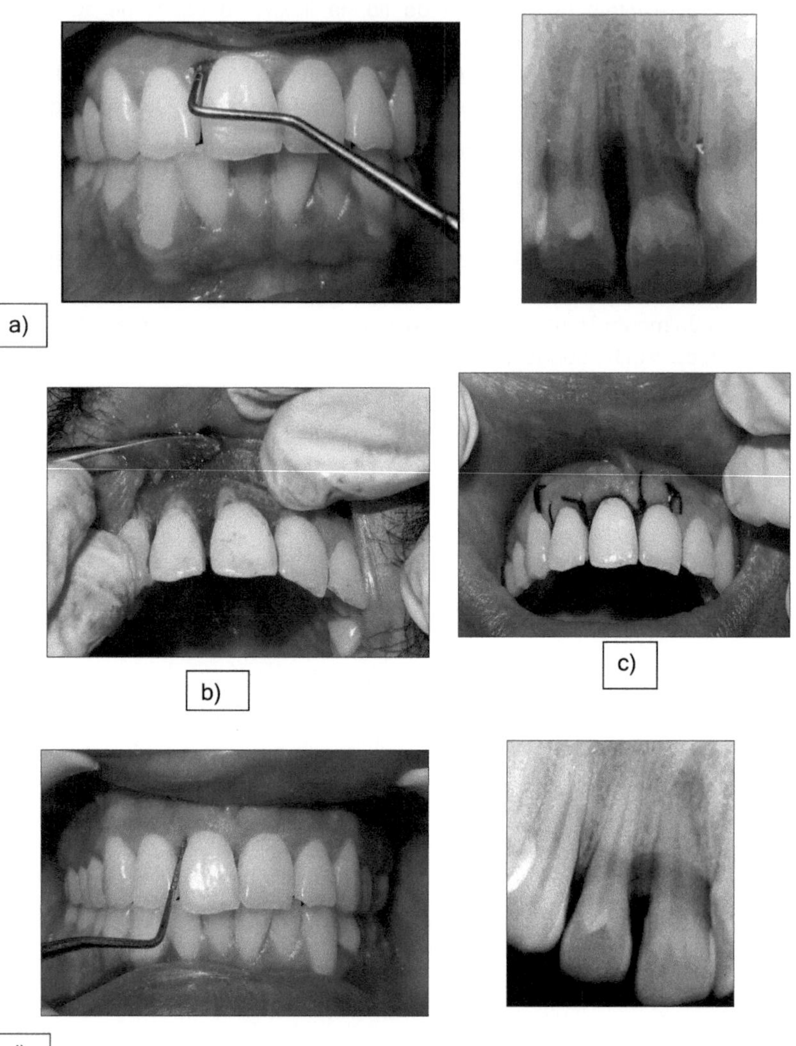

Figura 32: Tratamento do defeito intraósseo a) Vista pré-operatória clínica e radiográfica b) Fibrina rica em plaquetas mais enxerto ósseo condensado no defeito c) Retalho aproximado com suturas d) Vista pós-operatória após 6 meses de seguimento clínico e radiográfico

FIBRINA RICA EM PLAQUETAS AVANÇADA

O PRF obtido numa formulação em gel torna-o difícil de injetar. Consequentemente, foram efectuados avanços no domínio dos PRF para ultrapassar estas restrições, tendo sido introduzidos novos tipos de PRF como PC de terceira geração

Tabela no. 8: Avanço nos concentrados de plaquetas de terceira geração e procedimento e seu Procedimento de Centrifugação

Concentrado de plaquetas (Ano)	Procedimento de centrifugação
Avançado: Fibrina rica em plaquetas ou A-PRF (2014)	Em tubos de vácuo simples de vidro esterilizados, centrifugar a 1500 rpm durante 14 minutos.
Avançado: Fibrina rica em plaquetas mais ou A-PRF+ (2016)	Em tubos de vácuo simples esterilizados e ocupados por vidro, centrifugar durante 8 minutos a 1300 rpm.
Injetável: Fibrina rica em plaquetas ou I-PRF (2015)	Em tubos de plástico, centrifugar durante 3 minutos a 700 rpm
itânio: Fibrina rica em plaquetas ou T-PRF (2014)	Em tubos de ensaio de titânio de qualidade médica, centrifugar durante 12 minutos a 2800 rpm.

A fibrina rica em plaquetas (PRF) é gerada por **Choukroun** a partir do sangue que não foi processado com anticoagulantes. **Ghanaati et al. (2014)** utilizaram a deteção histológica de células com as medições histomorfométricas da distribuição de células para os protocolos de fibrina rica em plaquetas padrão (S-PRF; centrifugada a 2700 rpm, 12 minutos) e fibrina rica em plaquetas avançada (A-PRF; centrifugada a 1500 rpm, 14 minutos) para comparar os seus efeitos da força de centrifugação (velocidade e tempo) na distribuição de células sanguíneas, o que é importante para a cicatrização de feridas e regeneração de tecidos. Quando a velocidade de centrifugação foi reduzida e o tempo de centrifugação prolongado no grupo A-PRF, observou-se um aumento do número de granulócitos neutrófilos na região distal do coágulo no grupo A-PRF avançado. Os neutrófilos estavam localizados principalmente perto da interface entre os glóbulos vermelhos (RBCs) e a camada tampão (BC) no grupo S-PRF. Os monócitos são auxiliados na maturação em macrófagos pelos granulócitos neutrofílicos.[71] A partir deste resultado, uma maior quantidade destas células definitivas poderia afetar a forma como os macrófagos do hospedeiro, bem como os monócitos no seu coágulo, se diferenciam após a implantação. Resulta do exposto que, quando os monócitos e os macrófagos e os seus factores de crescimento estavam presentes, o A-PRF pode ter um efeito definitivo nas regenerações do osso e dos tecidos moles.

Preparação de A-PRF

- Foi colhida uma amostra venosa de 10 ml de sangue da mão da pessoa, ou seja, da veia antecubital, que foi imediatamente transferida para tubos de vidro.
- Para iniciar a ativação plaquetária e a polimerização da fibrina, não havia anticoagulante nos tubos.
- Os tubos do grupo A-PRF foram submetidos a uma centrifugação de 14 minutos a 1500 rpm.
- O produto final do tubo era composto pelas três camadas seguintes: a primeira camada, que é de plasma acelular, o coágulo de A-PRF, que se encontra no centro, e as hemácias, que ficam na parte inferior.[72]

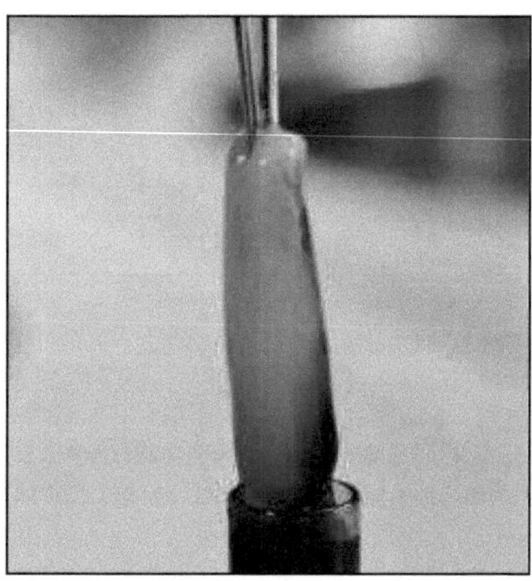

Figura 33: A-PRF

Factores de crescimento

O fator de crescimento transformador (TGF-1), o fator de crescimento endotelial vascular (VEGF), o PDGF, o fator de crescimento epidérmico (EGF) e o fator de crescimento semelhante à insulina (IGF1) têm quantidades totais significativamente maiores de factores de crescimento segregados no A-PRF.

Aplicações clínicas

1. Quando comparada com a PRF, a A-PRF melhora os locais periodontais enfraquecidos através da regeneração dos tecidos, aumentando parâmetros como a profundidade de sondagem, diminuindo a perda relativa de inserção e aumentando a altura óssea, o que é semelhante ao tratamento de bolsas infra-ósseas.[73] O A-PRF melhora a recuperação dos tecidos moles nos locais de extração e reduz o desconforto pós-operatório e a necessidade de analgésicos.

2. O aumento da expressão de VEGF pelo A-PRF teve um efeito benéfico na angiogénese da gengiva. Como resultado, o A-PRF pode ser vantajoso na regeneração do tecido gengival.[74]

3. O A-PRF pode ajudar na cicatrização de uma ferida, na reparação e regeneração de tecidos. O A-PRF parece ser uma fonte boa e perfeita de células autólogas que se podem estimular mutuamente, resultando numa interação sinérgica para a regeneração dos tecidos.

4. A-PRF funciona como um material de suporte e um reservatório melhor para fornecer elementos de crescimento específicos ao local de aplicação.[75]

5. O A-PRF pode ser utilizado para ajudar na cicatrização de feridas palatinas após a colheita de enxertos gengivais livres.[76]

6. A abordagem cirúrgica de regeneração de tecidos guiada (GTR) para o envolvimento grave de defeitos ósseos foi assistida utilizando um modelo de impressão tridimensional e a tecnologia A-PRF.[77]

FIBRINA RICA EM PLAQUETAS AVANÇADA PLUS

Foi introduzida uma nova preparação ou formulação, conhecida como advanced-rich plasma plus (A- PRF+), em resultado de modificações adicionais à tecnologia A-PRF. Os investigadores tentaram reduzir a duração da centrifugação; assim, a quantidade total de força pode resultar na perda de células, uma vez que a força centrífuga influencia diretamente o número de células presas no interior da matriz do PRF.[78]

Preparação de A-PRF+

De acordo com o estudo **de Pavlovic et al. (2021)**, a formulação da rotina de preparação do A-PRF+ foi estabelecida **por Fujioka. Kobayashi et al. (2017)**, reduzindo a velocidade de centrifugação para 1.300 rpm a 200 g com um tempo de centrifugação de oito minutos.

Factores de crescimento

O A-PRF+ tem um nível substancialmente maior de factores de crescimento libertados do que o A-PRF e o leucócitoPRF, que são o TGF-1, o VEGF, o PDGF, o EGF e o IGF1. As células gengivais humanas migraram e proliferaram mais como resultado do A-PRF+.

Aplicações clínicas

1. Sendo um produto autólogo humano, o A-PRF+ tem o potencial de melhorar a reparação periodontal e é eficaz no tratamento de defeitos periodontais intra-ósseos.[79]

2. As membranas preparadas a partir do A-PRF+ com tração máxima significativamente aumentada indicam uma maior resistência e viscoelasticidade em cirurgias periodontais e orais.[80]

3. O A-PRF+ tem um potencial mais elevado e é um complemento à abordagem padrão do tratamento regenerativo no tratamento da preservação do alvéolo cirúrgico.[81]

4. No tratamento da osteíte alveolar, o A-PRF+ representa uma regeneração mais eficaz e mais rápida e ajuda no desenvolvimento da cicatrização dos tecidos duros e moles, bem como no alívio da dor.[82]

5. Nas cirurgias endodônticas, a utilização do A-PRF+ é uma forma económica e segura de melhorar a qualidade pós-operatória.[83]

Fibrina rica em plaquetas injetável

A criação de uma nova formulação de um PRF injetável (conhecido como i-PRF) visa proporcionar aos clínicos uma formulação líquida de concentração de plaquetas facilmente utilizável, que pode ser utilizada isoladamente como agente regenerativo ou em complemento de uma variedade de biomateriais para regeneração. No i-PRF, as células regenerativas com um maior número de concentrações dos factores de crescimento são mais predominantes e podem ser observadas devido à velocidade de centrifugação mais lenta e mais curta.[84]

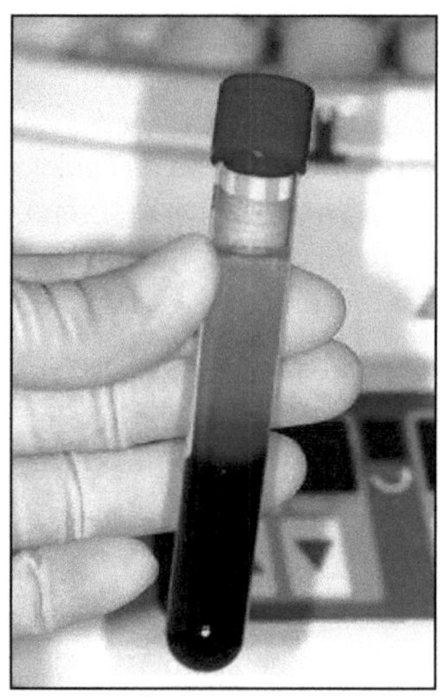

Figura 34: i-PRF

Preparação do i-PRF

De acordo com a preparação de **Mourão et al. (2018)**, 9 mL de sangue autólogo foram colhidos sem qualquer conservante extra num tubo de ensaio e depois centrifugados a uma força de 3300 rpm durante dois minutos, produzindo um fluido de cor laranja no tubo i-PRF.[85] Como referido por **Miron et al. (2017),** o sangue autólogo foi colhido sem anticoagulantes ou conservantes em tubos de plástico e centrifugado a uma força de 700 rpm durante três minutos. Os tubos revestidos de plástico são de natureza hidrofóbica e têm uma superfície hidrofóbica que impede que o processo de coagulação funcione corretamente. Como resultado, devido à força de centrifugação, todos os factores de coagulação e plaquetas essenciais para a formação de PC atingirão a zona superior de um tubo nos primeiros 2 a 4 minutos. A camada superior contém plasma e plaquetas separados, de cor amarela clara ou laranja, que são utilizados sob a forma injetável. De acordo com **Al-Maawi et al. (2020)**[86] , o sangue foi recolhido no tubo e centrifugado a 600 rpm durante oito minutos. Após a centrifugação, foi gerado o i-PRF, com sangue de cor amarela alaranjada. Uma máquina centrífuga foi utilizada a 2.700 rpm durante três minutos para recolher tubos de ensaio cheios de sangue, de acordo com **Castro et al. e Cortellini et al. Miron et al. (2017)** utilizaram um procedimento de centrifugação horizontal a 200 g durante oito minutos para preparar o i-PRF.

Existem dois tipos de dispositivos de centrifugação que podem ser utilizados para obter sangue iPRF. para a preparação de I-PRF: dispositivos de centrifugação de ângulo fixo ou horizontal. Embora o sistema de centrifugação mais comum utilizado para a preparação de PRF seja o sistema de centrifugação de ângulo fixo, o sistema de centrifugação horizontal é mais favorável. A maioria dos estudos sobre I-PRF utilizou o método de centrifugação de ângulo fixo com Duo, IntraSpin, MF-20R, PC-02, Eppendorf Centrifuge, VE4000, Ample Scientific Champion F-33D, EBA20, Dy-namica Velocity 14R ou TCSPINPLUS-6 Digital Desktop, exceto o estudo de Fujioka-Kobayashi sobre I-PRF que utilizou a centrifugação horizontal com a Eppendorf Centrifuge. Apesar de as centrífugas de ângulo fixo serem mais frequentemente utilizadas e estarem disponíveis para a preparação de PRF, as centrífugas horizontais são mais eficazes do que os dispositivos de ângulo fixo. Separam as células sanguíneas de forma muito eficaz, facilitando uma segregação mais optimizada dos componentes sanguíneos. Além disso, as centrífugas horizontais resultam numa maior inclusão de plaquetas e leucócitos no iPRF, em média 3,5 vezes mais do que os dispositivos de ângulo fixo, com menos trauma para as células, preservando assim as plaquetas e os leucócitos activos.

Tipos de i-PRF

Após a centrifugação, podem obter-se dois tipos de I-PRF:

1. Vermelho PRF
2. Amarelo I-PRF

No caso de o I-PRF ser recolhido apenas na zona amarela líquida sobre a camada leucocitária, é designado por I-PRF amarelo. Por outro lado, a amostra colhida na zona vermelha e amarela com a camada bufante é considerada como I-PRF vermelha

Factores de crescimento

Verificou-se que o i-PRF pode promover um aumento da taxa de migração dos fibroblastos e a expressão dos factores de crescimento PDGF, TGF e colagénio1, bem como libertar quantidades mais elevadas de vários factores de crescimento.

Aplicações periodontais

1. O i-PRF é um potencial complemento regenerativo para operações dentárias.[87]

2. O i-PRF é um bom material para melhorar as qualidades de manuseamento de enxertos ósseos em defeitos periodontais, operações de extração atraumáticas e lesões endo-perio.[88]

3. A administração local de i-PRF juntamente com a destartarização e o alisamento radicular (SRP) melhora a saúde periodontal durante o tratamento da periodontite crónica, em comparação com a SRP isolada.[89]

4. Em doentes com fenótipos gengivais finos, recessões gengivais, defeitos infra-ósseos, defeitos de furca, regeneração óssea, administração local de medicamentos e recobrimento radicular, as aplicações da i-PRF podem aumentar a taxa de sucesso da terapia regenerativa periodontal.

5. Isto melhora a qualidade do osso e pode ser utilizado para enxertar implantes dentários.

6. CICATRIZAÇÃO DE FERIDAS E EFICÁCIA ANTI-INFLAMATÓRIA

a. Num estudo in vitro realizado por **Dohle et al (2018)**, a avaliação do efeito do PRF no efeito anti-inflamatório e na cicatrização de feridas mostrou um efeito positivo. Houve um efeito antiinflamatório renunciado visto como diminuição da produção de citocinas pró-inflamatórias a partir dos estudos de cultura de células. A eficácia da cicatrização de feridas também se revelou mais elevada, com provas de um aumento da secreção de citocinas e de factores de crescimento proangiogénicos envolvidos nos mecanismos de cicatrização de feridas, como o fator de crescimento endotelial vascular, o fator de crescimento derivado das plaquetas, a fosfatase alcalina, a proteína morfogenética óssea, as moléculas de adesão intercelular, a selectina E, etc.

b. Noutros estudos com animais, o investigador avaliou o efeito de cicatrização de feridas do iPRF em comparação com a melatonina. Os resultados mostraram que tanto o grupo do iPRF como o da melatonina aumentaram os SMGs, mas quando comparados entre grupos, foi a favor da melatonina, com o iPRF a mostrar um efeito inferior ao da melatonina no que respeita aos SMGs e à análise histomorfométrica.

7. EFICÁCIA ANTIMICROBIANA

Poucos estudos avaliaram a eficácia antimicrobiana da iPRF, avaliando a inibição da formação de biofilme e a eficácia antimicrobiana. O estudo de **Jasmine et al. (2020),** que avaliou a formação de biofilme pelo agente patogénico Staphylococcus aureus, indicou que a iPRF mostrou uma inibição potente da formação de biofilme pelo agente patogénico Staphylococcus aureus, que dependia da concentração, mostrando um efeito semanal a moderado nas concentrações de CIM e um forte efeito antibiofilme no MBC da iPRF. Outro estudo efectuado por **Rafiee et al. (2020)** avaliou a eficácia antimicrobiana comparando a iPRF carregada com uma pasta de antibiótico tripla com a iPRF isolada contra espécies de actinomicetos. Os resultados mostraram uma maior atividade antimicrobiana das iPRF contendo antibióticos triplos em comparação com as iPRF isoladas. Um estudo que avaliou a eficácia antimicrobiana da iPRF contra agentes patogénicos periodontais (Porphyromonas gingivalis, Aggregatibactor actinomycetumcomitans) mostrou que a iPRF tem uma zona de inibição significativamente mais ampla do que a PRF e o PRP contra P gingivalis, enquanto o PRP mostrou uma melhor eficácia em relação a A actinomycetumcomitans **Kour et al. (2018)** Foram observados resultados semelhantes noutro estudo[90] que avaliou a eficácia antimicrobiana contra agentes patogénicos obtidos de doentes com periodontite, tendo o iPRF apresentado uma eficácia significativamente mais elevada do que outros concentrados de plaquetas.

8. TERAPIA DE BOLSAS PERIODONTAIS

Os estudos clínicos que avaliaram o efeito da iPRF na regeneração periodontal avaliaram basicamente a sua utilização na terapia da bolsa periodontal e na cobertura da recessão gengival. A iPRF na terapia da bolsa periodontal mostrou uma redução significativamente maior da profundidade de sondagem quando a iPRF foi utilizada em comparação com os grupos de controlo. Num estudo realizado por **Vuckovic et al. (2020)**, verificaram-se melhores efeitos clínicos quando a iPRF foi combinada com o alisamento radicular por raspagem, em comparação com o alisamento radicular por raspagem isolado. No entanto, Albonni et al. avaliaram a destartarização e o alisamento radicular isoladamente e, adicionalmente, a infiltração de iPRF no tratamento de bolsas periodontais num desenho de estudo de boca dividida avaliado durante 3 meses. Os resultados indicaram que não se obtiveram melhores resultados significativos com a utilização adicional de iPRF quando comparada com a destartarização e o alisamento radicular isolados na redução da profundidade das bolsas periodontais.

9. iPRF NA COBERTURA DA RECESSÃO DO GINGIVAL

A utilização adicional de iPRF na terapia de cobertura de recessão gengival avaliou maioritariamente os resultados como cobertura de recessão gengival, espessura gengival, aumento de tecido queratinizado, etc. Num estudo em que **İzol e Üner** avaliaram o enxerto gengival livre (FGG), o uso de iPRF como agente biomodificador da raiz mostrou uma cobertura radicular melhorada com a formação de novo tecido gengival. Outro estudo avaliou o enxerto de tecido conjuntivo com iPRF, mostrando uma redução significativa da profundidade de sondagem e um aumento da dimensão do tecido queratinizado em comparação com o enxerto de tecido conjuntivo isolado, o que não se verificou na avaliação aos 6 meses. Outros estudos também utilizaram a iPRF com microagulhamento para aumento gengival, mostrando que a iPRF aumentou a espessura do tecido gengival e a dimensão do tecido queratinizado **Ozsagir et al. (2020)** A sua utilização em retalho avançado coronalmente para cobertura de recessão mostrou que a utilização da iPRF juntamente com enxerto ósseo formou uma placa óssea labial e aumentou a espessura gengival

10. iPRF NA REGENERAÇÃO ÓSSEA

Os estudos iniciais in vitro que avaliaram o papel do iPRF na regeneração óssea utilizando células osteoblásticas humanas avaliaram a atividade celular como a proliferação, migração, diferenciação, capacidade de mineralização, adesão, etc. O estudo de **Wang et al (2018)** mostrou que o iPRF resultou num aumento de 3 vezes na migração e proliferação de células de osteoblastos humanos com mais secreção de fosfatase alcalina após 14 dias. Enquanto outro estudo relatou a formação de lumina e microvasos como configurações em culturas celulares com iPRF. Contrariamente a isto, as concentrações de iPRF superiores a 60% revelaram efeitos prejudiciais na proliferação, migração e viabilidade das células, etc. Além disso, a combinação de iPRF com diferentes enxertos ósseos mostrou resultados consistentes na viabilidade, proliferação, atividade metabólica, mineralização e marcadores de diferenciação das células osteoblásticas, etc. A combinação de iPRF com enxertos ósseos mostrou um aumento significativo em todos os parâmetros em comparação com os enxertos ósseos isolados. Isto é ainda apoiado por estudos recentes em que o revestimento de iPRF em discos de titânio melhora a proliferação e migração de células de osteoblastos e a secreção de fosfatase alcalina.

11. iPRF NA MOVIMENTAÇÃO ORTODONTICA DOS DENTES

A maioria dos estudos avaliou a influência do tempo de retração dentária durante a movimentação ortodôntica dos dentes quando a iPRF foi utilizada. Em um estudo que avaliou o tempo de retração dos incisivos, o grupo de infiltração iPRF mostrou uma retração significativamente mais rápida dos dentes em comparação com o grupo controle. Este facto foi ainda apoiado por outro estudo que avaliou a retração dos caninos, em que a iPRF mostrou novamente uma retração mais rápida dos dentes em comparação com o grupo de controlo. Para além disso, o grupo iPRF também mostrou marcadores de remodelação óssea melhorados no grupo iPRF que facilitaram o movimento mais rápido dos dentes. Os marcadores avaliados foram a interleucina 1 beta (IL1β), a metaloproteinase de matriz-8 (MMP-8), o ativador do recetor do ligando do fator nuclear kappa-B (RANKL) e a os- teoprotegerina (OPG).

APLICAÇÕES MÉDICAS

O i-PRF é utilizado na substituição do joelho, lifting facial, redução do risco de infecções após cirurgia cardíaca, lesões desportivas, lesões de tendões ou ligamentos, casos de osteoartrite, reparação do menisco, tratamento da alopécia, regenerações nas operações músculo-esqueléticas e tratamento da acne.[91]

FIBRINA RICA EM PLAQUETAS DE TITÂNIO

O titânio tem uma forte hemocompatibilidade e não é corrosivo. Estas são caraterísticas importantes dos biomateriais que interagem com o sangue. Tanto os tubos de titânio como os de vidro estimularam as plaquetas de forma idêntica, e o coágulo formado nos tubos de titânio foi considerado clinicamente equivalente ao coágulo formado nos tubos de vidro. A estrutura de fibrina do Titanium-PRF parecia ser mais bem tecida e mais espessa. O tapete de fibrina formado em titânio tem uma estrutura de rede mais firme. É fundamental ter uma estrutura de fibrina forte para retardar o tempo de reabsorção da fibrina e aumentar o tempo de libertação dos factores de crescimento. O T-PRF também é utilizado para evitar problemas de contaminação com sílica, bem como para evitar quaisquer efeitos prejudiciais a curto e longo prazo de tubos secos que contenham vidro ou tubos de plástico revestidos a vidro.[92]

Tubo de titânio

As barras de titânio em bruto são cortadas em varas rectangulares com uma serra eléctrica. Os tubos de titânio são fabricados para simular os tubos anticoagulantes vacuette, de modo a facilitar a centrifugação numa centrífuga pesada (Eppendorf). O torno (Kirloskar) é utilizado para cortar as hastes de titânio, para projetar o diâmetro externo e interno dos tubos de acordo com as dimensões desenhadas obtidas dos tubos de vacuette. O comprimento interior e os diâmetros exteriores são de 74 mm e 9,9 mm, respetivamente. Os aros são fabricados com

12,89 mm de diâmetro, nos quais são utilizadas rolhas dos tubos de vacueta para os manter herméticos. A textura da superfície interna dos tubos de titânio é alisada para preparar as amostras (TPRFx, TPRPX) e (TPRFy, TPRPY). As espirais rugosas de titânio são utilizadas em tubos de centrifugação para preparar amostras (TPRFZ, TPRPZ). Estas espirais rugosas são utilizadas para estudar os seus efeitos na ativação das plaquetas. O titânio de grau cinco utilizado no fabrico de produtos médicos/dentários contém titânio, azoto, carbono, hidrogénio, ferro e oxigénio. São utilizados para preparar amostras (TPRFx, TPRPX). Os tubos de titânio e as espirais de titânio em bruto são fabricados na **Jayons Implants Pvt.Ltd, Palakkad**. O titânio de grau 5, utilizado para fins aeroespaciais, contém alumínio e vanádio e é utilizado para preparar amostras (TPRFy, TPRPY). Estes tubos são fabricados na **S.G. Precision Engineering Industries, TVM** (Índia), utilizando barras de titânio em bruto que são cortadas num torno. São fabricados com as mesmas medidas e o mesmo desenho que os tubos fabricados para preparar as amostras (TPRFx e TPRPX).

Preparação do T-PRF

As veias antecubitais do braço do doente são utilizadas para retirar uma amostra de sangue de 10 ml, sendo o sangue recolhido transferido para um tubo de titânio de grau IV. Em seguida, os tubos de titânio foram centrifugados imediatamente a uma força centrífuga de 3000 rpm durante 10 minutos à temperatura ambiente numa mesa especificada. O coágulo de T-PRF foi retirado dos tubos com uma pinça esterilizada e separado da base das hemácias com uma tesoura esterilizada, sendo depois centrifugado antes de ser colocado numa gaze tecida esterilizada. Os coágulos são mantidos em gaze esterilizada durante 20 minutos para que o soro se liberte lentamente.[93]

A - Titanium Tubes
B - Titanium Spirals
C - Titanum Spirals used to prepare platelet concentrate

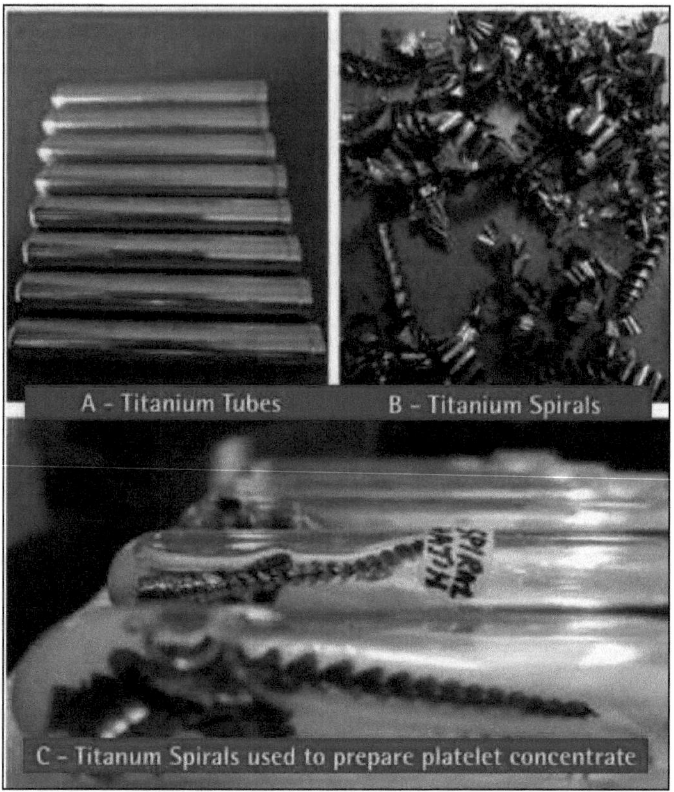

Figura 35: Tubos e espirais de titânio

Factores de crescimento

Observa-se que o T-PRF pode libertar um maior número de concentrações de factores de crescimento como o VEGF, o PDGF, o TGF, o EGF, o IGF-I e o fator de crescimento hepático (HGF).

Quadro 9: Factores de crescimento no T-PRF

Fator de crescimento endotelial vascular (VEGF)	**Inicia a angiogénese; aumenta a permeabilidade dos vasos; induz a proliferação e a migração das células endoteliais**
Fator de crescimento derivado das plaquetas (PDGF)	Provoca a migração e a proliferação da linhagem de células mesenquimatosas; permite a angiogénese, a quimiotaxia e a ativação dos macrófagos; induz a secreção de TGF-β pelos macrófagos
Fator de crescimento transformador-β (TGF-β)	Estimula a angiogénese, a fibronectina e a produção de colagénio; previne a degradação do colagénio; induz a quimiotaxia dos fibroblastos e das células imunitárias; inibe a formação de osteoclastos e a degeneração óssea
Fator de crescimento epidérmico (EGF)	Promove a angiogénese; estimula a proliferação e a diferenciação das células epiteliais; aumenta a secreção de citocinas nas células epiteliais e mesenquimatosas
Fator de crescimento da insulina-1 (IGF-1)	Estimula a quimiotaxia e a ativação dos osteoblastos e a formação óssea; induz a diferenciação e a mitogénese das células mesenquimatosas

Aplicações clínicas

1. Os procedimentos periodontais, como os defeitos ósseos e as doenças das furcas, são discutidos num estudo de **Mitra et al. (2019)**[94]

2. A utilização da T-PRF em tratamentos de elevação do seio maxilar foi avaliada no estudo por

Olgun et al. (2018)[94]

3. A T-PRF pode ser utilizada como material autógeno em substituição do enxerto de tecido conjuntivo (CTG), um padrão de ouro reconhecido para o recobrimento radicular.[95]

4. As T-PRF melhoraram as métricas clínicas, sugerindo que podem ajudar na restauração de tecidos moles em lesões intra-ósseas.[96]

5. Quando combinada com o desbridamento com retalho aberto (OFD), a utilização de membranas T-PRF leva a uma libertação significativa do maior número de concentrações de factores de crescimento e a um menor número de "rácio RANKL/OPG" no GCF.[97]

6. O T-PRF ajuda a ganhar nível de fixação e a diminuir a profundidade da bolsa ao tratar lesões endo-perio.[98]

CASO CLÍNICO QUE APRESENTA BENEFÍCIOS ADICIONAIS DA FIBRINA RICA EM PLAQUETAS DE TITÂNIO (T-PRF) COM UM RETALHO CORONALMENTE AVANÇADO (CAF) PARA COBERTURA DE RECESSÕES

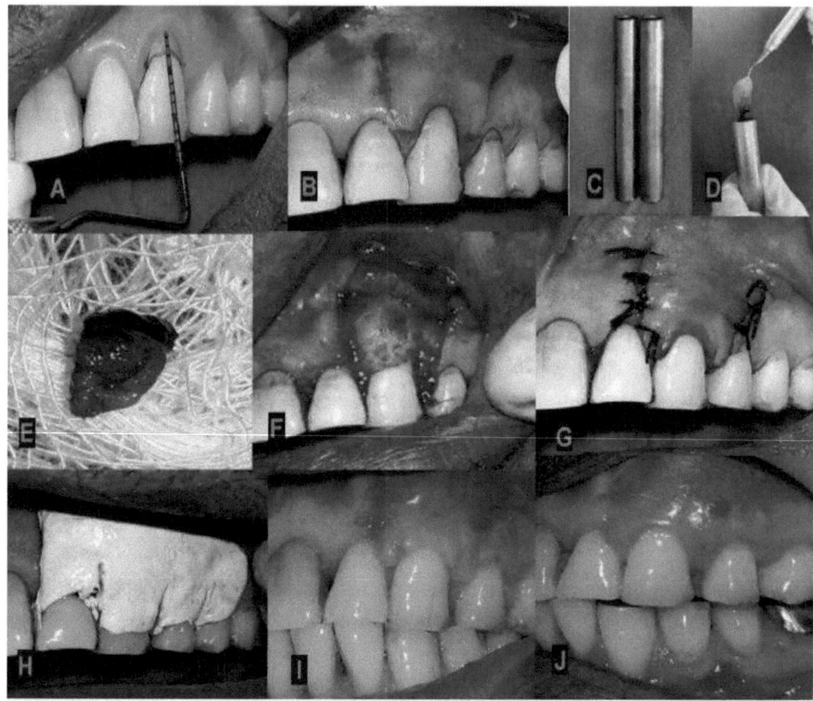

Figura 36: Um retalho coronalmente avançado (Caf) para cobertura de recessão *A) Linha de base recessão (pré-operatória) (A), o desenho da incisão (B), tubos de titânio (C,D), membrana de fibrina rica em plaquetas preparada com titânio (T-PRF) (E), a reflexão do retalho e a colocação da membrana T-PRF (F), sutura no local da cirurgia (G); colocação de Coe-Pak (H), 15 dias de pós-operatório (I) e 6 meses de pós-operatório.*

NOVOS AVANÇOS

No futuro, procedimentos como o PRF rico em leucócitos, que são económicos, simples e eficientes, serão amplamente utilizados na implantologia dentária. O PRP em formulação de gel e o PRF são uma inovação com inúmeras potencialidades clínicas em cirurgias periodontais e dentoalveolares que precisam de ser investigadas e testadas na medicina dentária regenerativa.

Fabrico de PRF liofilizado (Ly-PRF):

De acordo com **Ngah et al.**, o método de fabrico de Ly-PRF é proposto e baseado nos métodos de Li et al. (2014) e **Kardos et al. (2018)**. Esta técnica foi escolhida principalmente porque o Ly-PRF tem sido usado com sucesso como biomaterial para reparo ósseo craniano in vitro e in vivo. Esta é a primeira vez que um método para fabricar Ly-PRF foi documentado na literatura, e técnicas comparáveis foram usadas nesta investigação para garantir a consistência. A Ly-PRF desenvolvida neste trabalho tinha um aspeto esponjoso em termos de caraterísticas físicas. O Ly-PRF é um método simples, económico e orgânico para produzir um PC com libertação contínua de factores de crescimento para aplicações de regeneração óssea. O Ly-PRF mostrou adaptabilidade como um biomaterial viável para aplicação como um bioscaffold craniofacial. O Ly-PRF demonstrou qualidades fundamentais de suporte, para além das suas propriedades particulares como reservatório do fator de crescimento PDGF-AB.

Albumina PRF (Alb-PRF)

É um subproduto do sangue produzido em dois processos após a centrifugação; isto inclui o aquecimento e a sua incorporação (aquecimento do soro, plasma com baixo teor de plaquetas e incorporação de células). É formado inteiramente a partir de sangue autólogo (onde o fator de crescimento/GF e as citocinas PRF são líquidos, retirados da junção da zona leucocitária e das hemácias). A investigação translacional sobre este novo biomaterial já está a avançar e já foi submetida a testes in vitro. Prevê-se que a Alb-PRF ofereça grandes resultados em medicina facial, cirurgia estética e cirurgia oral/periodontal.

Quadro 10: Evolução dos concentrados de plaquetas e seus inconvenientes

SR.NÃO	NOME DO PRODUTO	DESCRIÇÃO/TÉCNICA	DRAWBACKS
1	Plaquetas concentrados de fibrina como cola de fibrina na década de 1970	Conc. O fibrinogénio, o fator 13 e a fibronectina do plasma do dador foram misturados com trombina e cálcio, o que levou à polimerização do fibrinogénio	Risco de transmissão de doenças devido a produtos comercialmente disponíveis utilizados nas preparações.
2	Fibrina autóloga adesivo Tayapongsak 1994	O sangue é colhido uma a três semanas antes do procedimento, seguindo-se a separação de uma unidade de sangue total em componente de hemácias e fração de plasma para utilização como precipitados criogénicos, que são arrastados 24 horas antes de estarem prontos para utilização.	1. A técnica era longa e complexa 2. A quantidade de concentrado obtida foi bastante inferior à quantidade de sangue recolhida. 3. Os selantes de fibrina autólogos são geralmente mais fracos e têm menor resistência do que os selantes comerciais em termos de stress físico.
3	Plasma rico em plaquetas (PRP) por Whitman 1997	A centrifugação dupla do sangue autólogo é efectuada através de uma centrifugação suave (1300 RPM - 10 minutos), seguida de uma centrifugação forte (2000 RPM - 10 minutos), após a qual o PRP é recolhido na parte inferior do tubo	1. Trombina bovina que, em casos raros, pode dar origem a coagulopatias potencialmente fatais. 2. Uma concentração mais elevada de trombina pode impedir a migração celular durante a cicatrização óssea 3. Libertação de factores de crescimento do PRP durante um curto período de tempo.
4	Factores de crescimento ricos em plaquetas (PRGF) Anitua & colaboradores 1999	O sangue venoso recolhido em vários tubos de ensaio com anticoagulante e centrifugado a 460G durante 8 minutos, resultou na recolha de factores de crescimento ricos em plasma (PRGF) no fundo do tubo. Este PRGF foi então retirado do fundo dos tubos e foi adicionado $CaCl_2$ (0,05 ml/ml de PRGF). O resultado é a centrifugação em cerca de 10 minutos e a obtenção de um PRGF gelatinoso	Ativação incompleta das plaquetas e baixos níveis de libertação de factores de crescimento
5	Rico em plaquetas Fibrina (PRF) Choukron et al 2001	10 ml de amostra de sangue sem anticoagulante são centrifugados a cerca de 400 g (3000 RPM - 10 min)	1. Quantidade limitada de PRF obtida a partir de uma amostra de sangue autólogo, as quantidades produzidas são baixas. 2. A utilização sistemática do PRF em cirurgia geral é limitada.

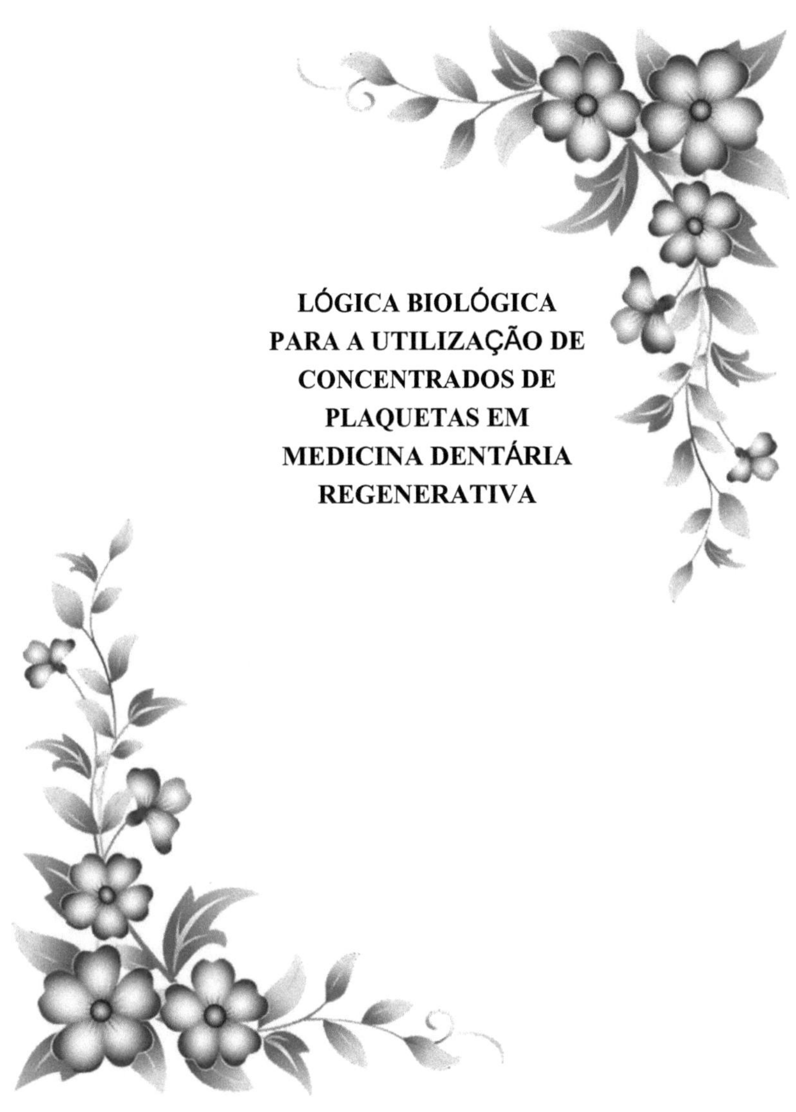

LÓGICA BIOLÓGICA PARA A UTILIZAÇÃO DE CONCENTRADOS DE PLAQUETAS EM MEDICINA DENTÁRIA REGENERATIVA

Princípios biológicos dos factores de crescimento

A lógica biológica para a utilização de vários factores de crescimento é que estas moléculas biologicamente activas são capazes de regular a proliferação, acelerar a atividade e/ou estimular a diferenciação de células-chave envolvidas no processo regenerativo periodontal, tais como cementoblastos, fibroblastos do ligamento periodontal e osteoblastos, encorajando o sucesso

regeneração de tecidos perdidos.[111]

Entre os vários factores de crescimento amplamente utilizados, as BMP (Proteínas Morfogénicas Ósseas) requerem uma menção especial, uma vez que induzem as células precursoras osteogénicas em células osteogénicas e demonstraram um enorme crescimento ósseo em muitos estudos clínicos.[111] Outros factores de crescimento, para além das BMP, incluem

1. Fator de crescimento transformador-β
2. Fator de crescimento derivado de plaquetas
3. Fator de crescimento de fibroblastos
4. Fator de crescimento semelhante à insulina.

Papel potencial dos factores de crescimento na regeneração periodontal

1. Para estimular a proliferação celular. Por exemplo, GF derivado de plaquetas (PDGF)
2. Para melhorar a função das células e a diferenciação celular. Por exemplo, BMP
3. Para estimular a síntese da matriz. Por exemplo, TGF-β
4. Atuar como co-fator da expressão genética.

A aplicação de factores de crescimento locais tem sido estudada para melhorar o potencial de cicatrização e regeneração da cirurgia periodontal. Os enxertos enriquecidos com factores de crescimento são produzidos utilizando tecnologia de ADN recombinante. São constituídos por factores de crescimento humanos ou morfogénios (BMPs em conjunto com um meio de transporte, como o colagénio).

Quadro 11: Resumo das principais acções dos factores de crescimento e das moléculas das plaquetas

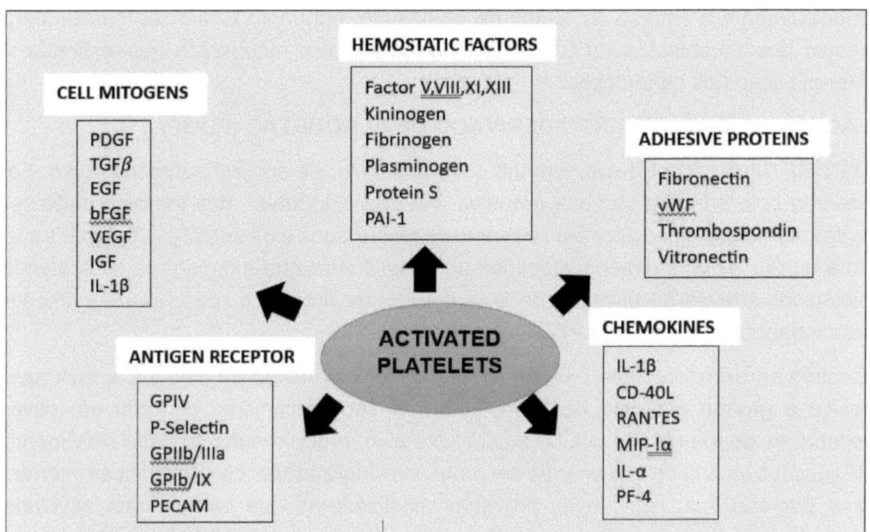

Os factores e as proteínas que existem no osso são responsáveis pela regulação da atividade celular. Os factores de crescimento estão presentes em baixas concentrações na matriz óssea e no plasma, mas desempenham importantes funções biológicas. Os factores de crescimento ligam-se a moléculas receptoras transmembranares na superfície das células dos mamíferos e induzem reacções em cascata citoplasmáticas através do ambiente intracelular, que podem traduzir esta atividade em proteínas cinase que dão origem a uma série de eventos que resultam na transcrição de ARNm e, em última análise, na formação de proteínas intracelulares e extracelulares. Estes factores, que residem na matriz extracelular do osso, incluem o fator de crescimento transformador-beta (TGF-β), os factores de crescimento semelhantes à insulina I e II, o fator de crescimento derivado das plaquetas (PDGF), o fator de crescimento dos fibroblastos e as BMPs.

Os factores de crescimento/diferenciação representam uma grande família de moléculas polipeptídicas que modulam as respostas celulares, tais como a ligação/adesão celular, a sobrevivência celular, a proliferação, a quimiotaxia e a diferenciação. O osso, o PDL e o cemento são tecidos altamente diferenciados e diferentes factores de crescimento regulam os eventos de sinalização e a sua neoformação durante a cicatrização de feridas. Diferentes factores de crescimento têm funções específicas em células-alvo específicas na cicatrização de feridas e o seu delicado equilíbrio é necessário para uma reparação óptima dos tecidos.

Vários factores de crescimento têm sido implicados durante a regeneração óssea, com diferentes funções em termos de proliferação celular, quimiotaxia e angiogénese, e estão também a ser investigados ou utilizados atualmente para aumentar a reparação óssea. O fator de crescimento semelhante à insulina (IGF-1) e o TGFβ modulam principalmente a síntese da matriz da cartilagem, enquanto o fator de crescimento básico dos fibroblastos (bFGF) é um poderoso fator mitogénico que estimula a diferenciação dos condrócitos.

FACTOR DE CRESCIMENTO DERIVADO DE PLAQUETAS (PDGF)

O PDGF, uma glicoproteína, tem um peso molecular de aproximadamente 30kd. Foi descrito pela primeira vez nos grânulos alfa das plaquetas, mas também pode ser sintetizado e segregado por células como os macrófagos e o endotélio. Os PDGFs são uma família de GFs diméricos ligados por dissulfureto que exercem os seus efeitos biológicos através da ativação de 2 receptores de tirosina quinase estruturalmente relacionados, os receptores PDGF-α e PDGF-β.

Existem aproximadamente 0,06 ng de PDGF por um milhão de plaquetas, facto que realça a grande potência desta molécula. O seu mecanismo consiste em ativar receptores de membrana celular nas células alvo, o que resulta no desenvolvimento de ligações fosfato de alta energia em proteínas sinalizadoras citoplasmáticas internas que, por sua vez, activam as proteínas sinalizadoras que iniciam uma atividade específica na célula alvo. As actividades mais específicas do PDGF são a mitogénese, a angiogénese e a ativação de macrófagos.

O fator de crescimento derivado das plaquetas é um potente mitogénio para as células mesenquimatosas, por exemplo, da camada periosteal. O fator de crescimento derivado das plaquetas é sintetizado por plaquetas, monócitos, macrófagos, células endoteliais e osteoblastos. O fator de crescimento derivado das plaquetas é composto por duas cadeias polipeptídicas (A e B) e estas cadeias formam um heterodímero ou um homodímero. Dos três factores de crescimento derivados de plaquetas (fator de crescimento derivado de plaquetas AB, AA ou BB), o fator de crescimento derivado de plaquetas BB é biologicamente mais potente.

Os mais recentemente descobertos PDGF-C e -D[112] . Nas fases iniciais da consolidação de fracturas, o fator de crescimento derivado das plaquetas é um poderoso agente quimiotático para as células inflamatórias e um estímulo para os osteoblastos e macrófagos. O fator de crescimento derivado das plaquetas (PDGF) foi estudado na consolidação óssea de osteotomias unilaterais da tíbia em coelhos e revelou ter um efeito estimulador na consolidação de fracturas.

O PDGF foi o primeiro GF a ser avaliado em estudos pré-clínicos de regeneração periodontal e peri-implantar. A proliferação, migração e síntese de matriz foram observadas em culturas de células periodontais estimuladas pelo PDGF, incluindo fibroblastos gengivais e do PDL, cementoblastos, pré-osteoblastos e células osteoblásticas. Foi demonstrado que o PDGF tem um efeito quimiotático, através do qual pode promover a síntese de colagénio, e estimula a síntese de hialuronato pelos fibroblastos gengivais e a proliferação de fibroblastos. Além disso, se adicionado a uma cultura com células semelhantes a osteoblastos, o PDGF pode regular a expressão de ALP e osteocalcina. Foi realizado um estudo utilizando o PDGF em combinação com o fator de crescimento semelhante à insulina-1 (IGF-1) em cães, e os resultados demonstraram uma grande eficácia na regeneração periodontal.[131] Além disso, os resultados dos ensaios clínicos revelaram que o efeito sinérgico destes dois factores de crescimento poderia levar à estimulação da regeneração óssea em defeitos periodontais em humanos, também[114] . Mesmo quando utilizado isoladamente, o PDGF pode estimular significativamente a formação de novo cemento e a produção de colagénio. A clonagem molecular e a purificação em larga escala permitiram a produção de PDGF humano recombinante, que foi misturado com β-TCP e disponibilizado comercialmente aos clínicos (**GEM 21s®, Osteohealth, Shirley, NY, EUA**).

FACTOR DE CRESCIMENTO TRANSFORMADOR β

O termo fator de crescimento transformador beta aplica-se à superfamília de factores de crescimento e de diferenciação. A proteína morfogénica óssea (BMP) é um membro desta família e contém pelo menos 13 BMPs. O TGF-b1 e o TGF-b2 são proteínas que têm um peso molecular de aproximadamente 25 kd. Tal como o PDGF, são sintetizados e encontram-se nos macrófagos, bem como noutros tipos de células. Quando libertados pela degranulação plaquetária ou secretados ativamente pelos macrófagos, actuam como factores de crescimento parácrinos e afectam células como os fibroblastos, as células estaminais da medula óssea e os pré-osteoblastos. Cada uma destas células alvo tem a capacidade de sintetizar e segregar as suas próprias proteínas TGF-b. Por conseguinte, o TGF-b representa um mecanismo para manter um processo de cicatrização a longo prazo e até se transforma num fator de remodelação óssea.

O fator de crescimento transformador β tem cinco isoformas, que têm vários efeitos biológicos. O fator de crescimento transformador-β encontra-se na concentração mais elevada nas plaquetas, mas é quantitativamente mais abundante no osso, estando presente numa concentração de aproximadamente 200 µg/kg de tecido. O fator de crescimento transformador β é produzido pelos osteoblastos, estimula a expressão de proteínas da matriz óssea e suprime a atividade de degradação das metaloproteinases da matriz e de outras enzimas. O fator de crescimento transformador-β também induz a diferenciação ou proliferação de células osteoblásticas, ao mesmo tempo que inibe a formação de precursores de osteoclastos e, em concentrações mais elevadas, pode exercer um efeito inibidor nos osteoclastos maduros. As funções mais importantes são a quimiotaxia e a mitogénese dos precursores dos osteoblastos. Têm também a capacidade de estimular a deposição de osteoblastos na matriz de colagénio da cicatrização de feridas e do osso. Além disso, o TGF-b inibe a formação de osteoclastos, favorecendo assim a formação óssea em detrimento da reabsorção.

As Smads são as vias de sinalização da membrana da célula efectora para o núcleo para a superfamília do fator de crescimento transformador-β. As proteínas Smad encontram-se em várias espécies animais, o que permitiu aos cientistas utilizar modelos mais simples para compreender os eventos transcricionais das células afectadas após a estimulação com citocinas. Em contraste com as proteínas morfogenéticas ósseas, o fator de crescimento transformador-β não induz a formação óssea ectópica.

A libertação do fator de crescimento transformador-β (fator de crescimento transformador-β1, -β2 e - β3), bem como a libertação das proteínas morfogenéticas ósseas 1-8 e dos factores de diferenciação do crescimento 1, 5, 8 e 10, são abundantes durante a cicatrização de fracturas.

As moléculas de sinalização importantes durante a consolidação de fracturas podem ser classificadas em três grupos:

(i) as citocinas pró-inflamatórias (interleucina-1, interleucina-6 e necrose tumoral

fator-α),

(ii) a superfamília do fator de crescimento transformador-β (proteínas morfogenéticas ósseas e fator de crescimento transformador-β) e outros factores de crescimento (fator de crescimento derivado das plaquetas, fator de crescimento dos fibroblastos e factores de crescimento semelhantes à insulina I e II) e

(iii) os factores angiogénicos [fator de crescimento endotelial vascular, angiopoietinas 1 e 2 e metaloproteinases da matriz (que degradam o osso e a cartilagem e permitem a invasão dos vasos)].

As citocinas interleucina-1, interleucina-6 e fator de necrose tumoral-α ocorrem precocemente na cascata de reparação. Estas citocinas são segregadas por macrófagos e células mesenquimatosas presentes no periósteo e respondem à lesão com um pico de expressão durante as primeiras 24 horas, mas também estão activas na fase cartilaginosa e de remodelação de uma fratura. Estas citocinas exercem uma atividade quimiotáctica sobre as células inflamatórias, aumentam a síntese da matriz celular e estimulam a angiogénese.

FACTOR DE CRESCIMENTO DOS FIBROBLASTOS (FGF)

O fator de crescimento dos fibroblastos é produzido por monócitos, macrófagos, células mesenquimatosas, condrócitos e osteoblastos. O fator de crescimento dos fibroblastos é importante na condrogénese e na reabsorção óssea. As células-alvo são as células mesenquimatosas e epiteliais, bem como os condrócitos e os osteoblastos. Existem duas isoformas: o fator de crescimento α-fibroblástico e o fator de crescimento β-fibroblástico. O fator de crescimento α-fibroblástico desempenha um papel na proliferação dos condrócitos e o fator de crescimento β-fibroblástico (a isoforma mais potente) é produzido localmente no osso durante a fase inicial da consolidação da fratura e é importante para a maturação dos condrócitos .[115]

As propriedades angiogénicas e estimuladoras de fibroblastos do FGF-2 durante a cicatrização de feridas e os seus efeitos quimiotácticos e proliferativos nas células PDL sugerem a sua utilização em abordagens terapêuticas regenerativas periodontais[116]. Em estudos pré-clínicos, este FGF foi avaliado para o tratamento de diferentes tipos de defeitos ósseos periodontais, em cães e primatas não humanos. Apesar das diferentes concentrações de FGF-2 e dos diferentes sistemas de administração utilizados nos estudos, todos mostraram uma melhoria na regeneração do tecido periodontal, em comparação com os grupos de controlo. Os estudos que avaliaram mais do que uma concentração de FGF-2 sugeriram que os seus efeitos eram dependentes da dose.

FACTOR DE CRESCIMENTO SEMELHANTE À INSULINA (IGF)

Trata-se de uma família de proteínas séricas de cadeia simples que partilham 49% de homologia na sequência com a pró-insulina. O IGF-1 e o IGF-2 são dois polipéptidos deste grupo. O IGF-1 actua como um fator de progressão e, mais potente, também estimula a formação óssea e tem um efeito nas células PDL. O IGF-1 é também importante para a remodelação óssea e a manutenção da massa esquelética e desempenha um papel significativo na osteoporose relacionada com a idade. O fator de crescimento semelhante à insulina-II actua nas fases posteriores da formação óssea endocondral. O IGF-1 é capaz de prevenir a apoptose nos fibroblastos através da ativação de múltiplas vias de transdução de sinal. Foi também demonstrado que regula a síntese de ADN e de proteínas em fibroblastos PDL in vitro e que melhora a cicatrização de feridas em tecidos moles in vivo.

O papel dos factores de crescimento semelhantes à insulina na formação óssea tem sido contestado. As fontes do fator de crescimento semelhante à insulina são a matriz óssea, as células endoteliais, os osteoblastos e os condrócitos. As proteínas de ligação ao fator de crescimento semelhante à insulina modulam a ação do fator de crescimento semelhante à insulina de uma forma específica para cada célula. Nas fases finais da consolidação de fracturas (ou seja, ossificação endocondral) e na remodelação óssea, a cartilagem e o osso são degradados por metaloproteinases da matriz. Isto permite que os factores angiogénicos regulem o crescimento dos vasos através da via dependente do fator de crescimento endotelial vascular ou da via dependente da angiopoietina.

Além disso, os estudos sugeriram respostas variáveis dos tecidos periodontais ao IGF-1, dependendo dos locais anatómicos, e um envolvimento diferencial do IGF-1 na cicatrização e regeneração de feridas periodontais .[117]

FACTOR DE CRESCIMENTO ENDOTELIAL VASCULAR

O fator de crescimento endotelial vascular encontra-se em quatro isoformas (A, B, C e D) e a proteína é produzida por várias células, incluindo macrófagos, células musculares lisas e osteoblastos. Verificou-se que a hipóxia estimula in vitro a produção do fator de crescimento endotelial vascular pelas células musculares lisas e pelos osteoblastos. O fator de crescimento endotelial vascular induz a migração e a proliferação de células endoteliais através da utilização de proteínas de adesão transmembranares (integrinas), que transmitem sinais do meio extracelular para os genes celulares. O fator de crescimento endotelial vascular também induz o relaxamento no contacto célula-a-célula das células endoteliais, resultando na hiperpermeabilidade dos vasos sanguíneos. Além disso, as células endoteliais estimuladas produzem enzimas de degradação da matriz, que facilitam a migração celular. Recentemente, foi demonstrado que o fator de crescimento endotelial vascular é um fator importante para aumentar e orientar a motilidade das células estaminais.

O fator de crescimento endotelial vascular, combinado com um suporte de coralina revestido com um ADN-plasmídeo de controlo (uma pequena inclusão celular constituída por um anel de ADN que não se encontra num cromossoma, mas que é capaz de replicação autónoma), ADN-plasmídeo VEGF, carregado com células estaminais mesenquimais (BMSC) transfectadas com o plasmídeo de controlo ou com ambas as células estaminais e o plasmídeo VEGF, demonstrou melhorar a cicatrização em defeitos ósseos de grandes dimensões, nos quais os substitutos ósseos não seriam vascularizados e substituídos por osso fresco[118] . A aplicação da transferência de genes, que é uma nova tecnologia, representa uma oportunidade única para a administração local de factores de crescimento .[119]

Quadro 12: Factores de crescimento obtidos a partir de plaquetas

FACTOR DE CRESCIMENTO	CÉLULAS FONTE	ALVO	ACÇÃO
PDGF	Plaquetas, macrófagos, monócitos, células endoteliais, células musculares lisas	Fibroblastos, células musculares lisas, células gliais, Macrófagos/Neutrófilos	Estimula a quimiotaxia/ Mitogénese em células de fibroblastos/gliais/músculo liso; regula a colagenase secreção/colagénio síntese; estimula a quimiotaxia dos macrófagos/ neutrófilos
TGF-b	Plaquetas, linfócitos T, macrófagos/monócitos, neutrófilos	Fibroblastos, células estaminais da medula óssea, células endoteliais, células epiteliais, pré-osteoblastos	Estimula/inibe a mitogénese endotelial, fibroblástica e osteoblástica; regula a síntese de colagénio/secreção de colagenase; regula os efeitos mitogénicos de outros factores de crescimento; estimula a quimiotaxia endotelial e angiogénese.
PDEGF	Plaquetas, macrófagos, monócitos.	Fibroblastos, células endoteliais, células epiteliais	Estimula o endotélio quimiotaxia/angiogénese; regula a colagenase secreção; estimula a atividade epitelial/mesenquimal mitogénese.
PDAF	Plaquetas, células endoteliais.	Células endoteliais	Aumenta a angiogénese e a permeabilidade dos vasos; estimula a mitogénese das células endoteliais por acções diretas ou indirectas; várias citocinas e factores de crescimento regulam positivamente o PDAF, incluindo o IGF-1, o TGF-alfa e beta, PDGF, bFGF, PDEGF e IL-1 beta
IGF-1	Osteoblastos, macrófagos, monócitos, condrócitos	Fibroblastos, osteoblastos, condrócitos.	Estimula o crescimento da cartilagem, a formação de matriz óssea e a replicação de pré-osteoblastos e osteoblastos; actua como um fator autócrino e parácrino; em combinação com o PDGF pode aumentar a taxa e a qualidade da ferida cura.
PF-4	Plaquetas	Fibroblastos, neutrófilos	Quimioatractor para neutrófilos e fibroblastos; potente agente anti-heparina.

2. **Quimiocinas**:

As quimiocinas são uma superfamília de pequenas proteínas (8-10 kDa) que permitem a migração de leucócitos do sangue para os tecidos no local da inflamação. Partilham a capacidade de estimular o movimento dos leucócitos (quimiocinese) e o movimento dirigido (quimiotaxia) e são importantes na inflamação.

Fontes:

As quimiocinas são produzidas por muitas células, incluindo leucócitos, células endoteliais, células epiteliais e fibroblastos.

Classificação:

São classificados em 4 classes principais, que têm actividades biológicas relativamente distintas:

i) **C-X-C ou a-Chemokines**: Na subfamília das quimiocinas a ou "CXC", os dois primeiros resíduos de cisteína estão separados por um aminoácido variável. Alguns dos membros mais conhecidos da família das quimiocinas a são a IL-8, o GRO, o fator plaquetário 4 e a ß tromboglobulina. Os genes para todos os membros humanos da família das quimiocinas a foram mapeados no cromossoma 4q. Actuam principalmente nos neutrófilos.

ii) **Quimiocinas C-C ou ß:** Na subfamília das quimiocinas ß ou "CC", os dois primeiros resíduos de cisteína são adjacentes. Exemplos de membros da família das quimiocinas ß incluem RANTES, Proteína inflamatória de macrófagos (MIP)-10, MIP-IB, Proteína quimioatraente de monócitos MCP-1, Eotoxina (recruta seletivamente eosinófilos) e 1-309. Os genes dos membros da família das quimiocinas β estão estreitamente ligados no cromossoma humano 17q. Em geral, atraem monócitos, eosinófilos, basófilos e linfócitos, mas não neutrófilos.

iii) **C ou Quimiocinas**: Específicas para linfócitos, por exemplo, linfatactina.

iv) **C X 3 C Quimiocinas**: promovem a adesão de monócitos e células T. Por exemplo, Fractalkine.

Funções:

- Aumentam a afinidade das integrinas dos leucócitos pelo ligando da parede vascular durante a diapdese.
- Regulam a polimerização da actina nos leucócitos para movimento e migração, e funcionam como quimioatraentes para os leucócitos.
- Além disso, desencadeiam a libertação de agentes assassinos por parte de alguns leucócitos e induzem alguns leucócitos a ingerir os restos de tecido danificado.
- As quimiocinas também regulam o movimento dos linfócitos B, dos linfócitos T e das células dendríticas através dos gânglios linfáticos e do baço.
- Determinadas quimiocinas também demonstraram suprimir o VIH,

provavelmente através da ligação aos receptores de quimiocinas que servem como segundo fator de ligação para o VIH nas células CD4+.

- Quando produzidas em quantidades excessivas, as quimiocinas podem provocar danos nos tecidos saudáveis, como se observa em doenças como a artrite reumatoide, a pneumonia, a asma, a síndrome de dificuldade respiratória do adulto (SDRA) e o choque sético.

Quadro 13: Nomenclatura das quimiocinas humanas

CCL1	**Proteína indutível-309 (I-309)**
CCL2	Proteína quimiotáctica de monócitos-1 (MCP-1)
CCL3	Proteína inflamatória de macrófagos-1α (MIP-1α)
CCL4	Proteína inflamatória de macrófagos-1β (MIP-1β)
CCL5	Regulado na ativação, expresso e segregado por células T normais (RANTES)
CCL6	Proteína quimiotáctica de monócitos-3 (MCP-3)
CCL7	Proteína quimiotáctica de monócitos-2 (MCP-2)
CCL11	Eotaxina
CCL13	Proteína quimiotáctica de monócitos-4 (MCP-4)
CCL14	Hemofiltrado CC-quimiocina-1 (HCC-1)
CCL15	Proteína inflamatória de macrófagos-1γ (MIP-1 γ)
CCL16	Hemofiltrado CC-quimiocina-4 (HCC-4)
CCL17	Quimiocina regulada pelo timo e pela ativação (TARC)
CCL18	Quimiocina pulmonar e regulada pela ativação (PARC)
CCL19	Proteína inflamatória de macrófagos-3β (MIP-3β)
CCL20	Proteína inflamatória de macrófagos-3α (MIP-3α)
CCL21	6Ckine
CCL22	Quimiocina derivada de macrófagos (MDC)
CCL23	Fator inibitório de progenitores mielóides-1 (MPIF-1)
CCL24	Eotaxina-2
CCL25	Quimiocina expressa no timo (TECK)
CCL26	Eotaxina-3
CCL27	Quimiocina de atração de células T cutâneas (CTACK)
CCL28	Quimiocina mamária enriquecida (MEC)

CXCL1	**Oncogene α relacionado com o crescimento (Groα)**
CXCL2	Oncogene β relacionado com o crescimento (Groβ)
CXCL3	Oncogene γ relacionado com o crescimento (Groγ)
CXCL4	Fator plaquetário-4 (PF-4)
CXCL5	Proteína activadora de neutrófilos derivada de células epiteliais-78
CXCL6	Proteína quimiotáctica de granulócitos-2 (GCP_2)
CXCL7	Peptídeo ativador de neutrófilos-2 (NAP-2)
CXCL8	Interleucina-8 (IL-8)
CXCL9	Monocina induzida por interferão-γ (Mig)
CXCL10	Proteína Indutível (IP-10)
CXCL11	Quimioatractor induzível de células T α (ITAC)
CXCL12	Fator-1 derivado de células estromais (SDF-1)
CXCL13	Quimiocina-1 de atração de células B (BCA-1)
CXCL14	Quimiocina expressa na mama e nos rins (BRAK)
CXCL16	

XCL 1	**Linfotactina**
XC:2	Motivo único-C-1b (SCM-1b)
CX3CL1	Fractalkine

INTERLEUKIN-8

A IL-8, anteriormente conhecida como péptido ativador de neutrófilos-1 (NAP-1), é um potente fator quimiotático para os leucócitos. A IL-8 é segregada por uma variedade de células, incluindo monócitos, fibroblastos, linfócitos e células endoteliais. Os resultados seguintes implicam o envolvimento da IL-8 na patogénese da destruição dos tecidos periodontais na periodontite.

- A IL-8 desempenha um papel importante na quimiotaxia dos neutrófilos e pode contribuir significativamente para a patogénese da doença periodontal. A IL - 8 segregada localmente induz o extravasamento de neutrófilos no local da inflamação. Os efeitos quimiotácticos e de ativação contínuos e excessivos da IL-8 sobre os neutrófilos na gengiva inflamada podem contribuir para a destruição local dos tecidos periodontais.

- Está presente em níveis elevados nas lesões da periodontite, principalmente associada ao epitélio juncional e aos macrófagos, e os seus níveis no FGC são mais elevados nos doentes com periodontite do que nos controlos saudáveis.

- Também foi referido que os fibroblastos gengivais estimulados por IL-1 ou TNF-a expressavam o mRNA da IL-8 .[120]

- Parece estimular seletivamente a atividade da metaloproteinase da matriz (MMP) destas células, o que explica em parte a destruição do colagénio nas lesões da periodontite.

- Devido às suas propriedades pró-inflamatórias e quimiotácticas dos neutrófilos, a IL-8 pode desempenhar um papel significativo na patogénese da periodontite.

EXPRESSÃO DE CITOCINAS NA CICATRIZAÇÃO DE FERIDAS PERIODONTAIS

A cicatrização dos tecidos periodontais é talvez uma das mais complexas a ocorrer no corpo. Pelo menos seis tipos de tecidos estão envolvidos na reparação da lesão periodontal: a gengiva, o epitélio, o tecido conjuntivo gengival, o ligamento periodontal, o cemento da superfície da raiz do dente, o osso alveolar e toda a vasculatura correspondente. Em nenhum outro lugar do corpo o epitélio e os tecidos conjuntivos mineralizados e não mineralizados estão justapostos em tal proximidade. Para que a regeneração do periodonto ocorra, todos esses componentes devem ser restaurados à sua posição e arquitetura originais. Assim, as células que formam estes tecidos devem repovoar o local da ferida e produzir a matriz apropriada. Os três eventos celulares fundamentais na reparação dos tecidos são a mitogénese, a migração e a síntese e remodelação da matriz. Numerosas citocinas e factores de crescimento foram isolados de tecidos que regulam estes eventos e promovem a cicatrização de feridas.

As interações entre as citocinas, os factores de crescimento, a MEC e as moléculas de adesão regulam a expressão de vários "genes principais" que participam no processo de cicatrização de feridas. Estes genes codificam proteínas que controlam a formação do plano corporal durante a embriogénese e o desenvolvimento, e incluem homólogos de TGF-B e BMPs e factores de transcrição codificados por "genes homeobox". Nas células eucarióticas adultas e durante a cicatrização de feridas, os genes principais participam no crescimento e diferenciação celular, na apoptose e na interação célula-célula e célula-ECM[121] . Vários genes homeobox estão envolvidos na remodelação vascular e na angiogénese[122] . As citocinas, juntamente com os componentes da matriz extracelular, também determinam qual a via escolhida de entre uma rede de várias vias paralelas e a forma como as células respondem funcionalmente, o que, por sua vez, determinará o curso dos eventos de cicatrização de feridas.

Para um fator de crescimento mediar a reparação do periodonto, só tem de afetar os tecidos necessários para o encerramento da ferida, ou seja, o tecido conjuntivo fibroso e o epitélio. No entanto, para que o fator de crescimento tenha efeito na regeneração periodontal, deve ser capaz de estimular a formação de tecidos mineralizados e não mineralizados. Uma combinação de factores de crescimento pode estimular mais eficazmente estes diversos processos de regeneração do que qualquer fator de crescimento isolado.

As principais citocinas que modulam a função dos fibroblastos e os seus efeitos proeminentes na proliferação e na síntese de colagénio estão enumerados na tabela seguinte.

Tabela 14: Citocinas que modulam a função dos fibroblastos

Molécula	Proliferação da angiogénese	Fibroblastos	Síntese de colagénio	Síntese de metaloproteinases da matriz
PDGF	+	+	↑	
FGF	+	+	↑	
TGF-β	+	-	↑	
IGF I, II	-	+	↑	
CTTGF	-	+	↑	-
IL-1	-		-	
TNF-α	-	-	↓	
IFN-γ	-	-	↓	
IL-4	-	-	↑	-
IL-6	-	+	↑	

PROTEÍNAS ADESIVAS

1. Fibronectina

A fibronectina, uma glicoproteína multidomínio grande e essencial, com múltiplas propriedades adesivas, que funciona como um elo fundamental entre as células e as suas matrizes extracelulares, é atualmente reconhecida como alvo de um grande número de proteínas bacterianas, que são geralmente consideradas como funcionando como adesinas bacterianas. Na última década, foi identificada uma avalanche de proteínas bacterianas de ligação à fibronectina (FnBPs), tendo começado a emergir a bioinformática, a biologia estrutural, a função biológica e o papel na virulência de um número crescente de proteínas Gram-positivas e Gram-negativas.

As provas sugerem que a fibronectina tem um âmbito biológico mais vasto do que se pensava anteriormente e que as FnBPs bacterianas têm acções que ultrapassam a simples adesão. Este artigo apresenta uma atualização dos nossos conhecimentos actuais sobre as FnBPs de bactérias Gram-negativas e Gram-positivas e os seus papéis propostos na colonização bacteriana, virulência bacteriana e interações bactéria-hospedeiro.

Estrutura

A fibronectina foi descoberta como uma proteína não-integral na superfície de células transformadas[123] , consistindo num dímero de dois monómeros de 250 kDa. Foi identificada uma relação entre a fibronectina da superfície celular e o citoesqueleto de actina[123] , e foi estabelecido que a fibronectina se ligava à superfície celular através da ligação à grande família de heterodímeros ab conhecidos como integrinas b1. Em meados da década de 1980, tínhamos o conceito de que a fibronectina era simultaneamente uma matriz e uma proteína de superfície celular e que actuava para integrar a biologia da MEC, na qual todas as células interagem, com o citoesqueleto de actina intracelular.

Após a clonagem do gene que codifica a fibronectina, reconheceu-se de imediato que poderiam ser geradas diversas variantes de corte[124] . Atualmente, são conhecidas pelo menos 20 variantes de emenda deste único gene que codifica a fibronectina[125] . Existem duas formas principais de fibronectina: a fibronectina plasmática e a fibronectina celular. A fibronectina plasmática é um produto dos hepatócitos e encontra-se no sangue, saliva e outros fluidos corporais (a 300 mg mL/l), onde desempenha papéis vitais na formação de coágulos sanguíneos[126] e na cicatrização de feridas. A fibronectina celular é segregada por uma série de células e é incorporada na superfície das células numa matriz de tipo fibrilar[127] . Uma outra forma de fibronectina é a superfibronectina - uma fibronectina polimerizada/agregada, gerada pela interação da fibronectina plasmática com a anastelina [ela própria um fragmento do primeiro módulo da fibronectina de tipo III (FnIII)[128] -, que é consideravelmente melhor na indução da adesão celular do que a fibronectina plasmática[129] . Existe apenas uma cópia do gene FN e a sua inativação direcionada conduz à morte embrionária precoce[130] em resultado de defeitos nas estruturas fundamentais dos tecidos, como a mesoderme e o tubo neural.

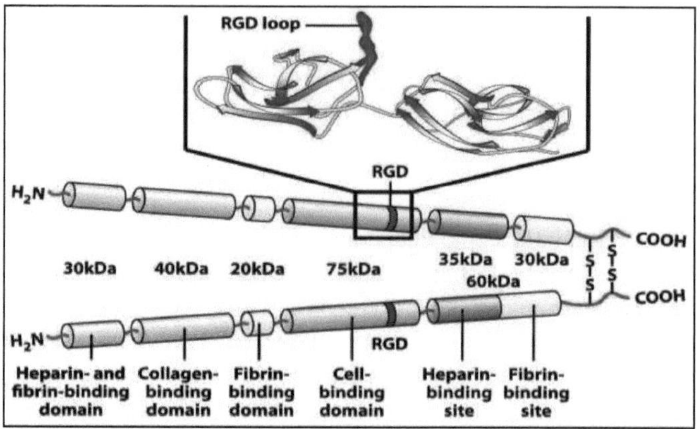

Figura 37: Estrutura da Fibronectina

Funções biológicas da fibronectina

- A fibronectina tem várias funções adesivas, por exemplo, ligação célula-a-célula, adesão de células a membranas plásticas ou basais e estabilização de coágulos.

- A fibronectina é também importante na cicatrização de feridas. Inicialmente, a fibronectina solúvel que se deposita no colagénio e na fibrina danificados aumenta a fixação das plaquetas, a migração dos fagócitos e dos fibroblastos e a proliferação celular.

- A fibronectina pode melhorar a adesão e a quimiotaxia das células, ajudando a manter a estrutura do citoesqueleto. O processo de cicatrização real começa quando os fibroblastos formam uma rede de fibrilhas de fibronectina. Esta rede funciona como um suporte sobre o qual se depositam o colagénio, o sulfato de heparano, os proteoglicanos, o sulfato de condroitina e outros componentes da matriz extracelular.

- A fibronectina também melhora a neovascularização ao estimular a migração das células endoteliais. Por fim, a fibronectina serve de guia para o movimento das células epidérmicas através do tecido de granulação e ajuda na reorganização da membrana basal por baixo da epiderme para que possa ocorrer uma queratinização normal.

- A fibronectina é importante na embriogénese e na regeneração dos nervos. O envolvimento da fibronectina nestes processos seria previsível porque a proteína desempenha um papel importante na adesão, migração e diferenciação das células. Uma vez que as células derivadas da medula óssea podem ser consideradas como células juvenis que têm de se diferenciar (por exemplo, linfócitos B para plasmócitos maduros, monócitos para macrófagos), não é surpreendente que a fibronectina tenha interações importantes com estas células. Por exemplo, a fibronectina aumenta a ligação de uma linfocina aos macrófagos e a expressão dos receptores Fc nos macrófagos, aumenta a adesão e a quimiotaxia dos fagócitos e ajuda a manter a capacidade bactericida oxidativa dos macrófagos.

- A fibronectina também se encontra em áreas de fibrose e inflamação. Em alguns casos, esta proteína está incluída nos complexos imunitários encontrados em doentes com algumas doenças bacterianas e reumáticas. O papel exato que a fibronectina desempenha nestes processos ainda não foi elucidado.

1. Trombospondina-1

A trombospondina-1 é uma glicoproteína que é libertada dos grânulos α das plaquetas em resposta à estimulação com trombina e que é também um componente transitório da matriz extracelular nos tecidos em desenvolvimento e em reparação. Trata-se de um homotrímero de 420 kDa, sendo cada subunidade constituída por múltiplos domínios estruturais. Uma variedade de factores regula a expressão da trombospondina-1 e a proteína é degradada por vias extracelulares e intracelulares. A trombospondina-1 funciona como uma molécula de adesão celular e também modula o movimento celular, a proliferação celular, o crescimento da neurite e a angiogénese. Os mecanismos moleculares subjacentes a estas actividades estão a começar a ser examinados.

Funções biológicas da trombospondina-1

- A TSP-1 libertada pelas plaquetas activadas participa na formação e resolução do coágulo de fibrina, ligando-se à fibrina, ao plasminogénio, à uroquinase e à glicoproteína rica em histidina.

- A TSP-1 também participa na formação de pontes moleculares entre as plaquetas e os leucócitos recrutados no âmbito de uma resposta inflamatória. Estas pontes podem envolver interações entre a TSP-1 e as proteínas da superfície celular, como o CD36 e a integrina avp3, ou com o fibrinogénio ligado à integrina allb/fi3 específica das plaquetas.

- Outro papel de ponte da TSP-1 é o reconhecimento de neutrófilos apoptóticos pelos macrófagos .[131]

- Uma vez que a TSP-1 se liga e ativa o TGFβ latente, pode ter efeitos indirectos adicionais sobre as actividades das células imunitárias. A ligação do TGFβ envolve o motivo peptídico RFK localizado entre a primeira e a segunda repetições do tipo 1 .[132]

- A função da TSP-1 na matriz dos tecidos é menos bem compreendida, mas ensaios in vitro utilizando tipos de células derivadas do sistema cardiovascular, tecidos sólidos ou vários tipos de tumores indicaram que a TSP-1 pode ter um papel genérico na regulação do comportamento adesivo, móvel e proliferativo das células .[133]

POSSÍVEIS APLICAÇÕES MÉDICAS

- A TSP-1 tem um papel na hemostase, especificamente nas suas interações com as plaquetas e no seu papel na fibrinólise. Há cada vez mais provas de que a TSP-1 pode funcionar como um modulador natural da angiogénese, sendo as suas actividades dependentes do contexto e da concentração, conduzindo assim a uma regulação positiva ou negativa da angiogénese.

- Este facto suscitou o interesse pela possibilidade de a TSP-I ou miméticos adequados poderem ser utilizados para regular a angiogénese em situações de cicatrização aguda de feridas ou para contrariar o crescimento tumoral e as metástases .[134]

- Outros estudos sobre a expressão da TSP-1 nos tumores mostrarão se a sua sobreexpressão tem algum valor diagnóstico ou prognóstico. A recente constatação de que a TSP-I e outros membros da família da trombospondina estão presentes na cartilagem e no osso e de que o gene COMP está mutado na pseudoacondroplasia humana[133] irá provavelmente estimular muita investigação sobre o papel das trombospondinas nestes tecidos, mais uma vez com o objetivo de descobrir aplicações diagnósticas ou terapêuticas.

2. fator de von Willebrand (vWF)

O fator de von Willebrand (vWF), no âmbito de uma série sobre a adesão celular na biologia vascular, oferece a oportunidade de rever a compreensão atual da função das plaquetas na hemostase e na trombose. As plaquetas contribuem para a manutenção da circulação normal do sangue através da preservação da integridade vascular e do controlo da hemorragia após uma lesão. Assim, a formação de trombos plaquetários é um mecanismo de defesa necessário, mas pode precipitar doenças como o enfarte do miocárdio no contexto da aterosclerose. A oclusão arterial trombótica aguda é a principal causa de morbilidade e mortalidade nas sociedades industriais, o que sublinha a relevância dos estudos destinados a desvendar a forma como as plaquetas respondem à lesão vascular. Particularmente importante neste contexto é o vWF, juntamente com os componentes da matriz subendotelial e os receptores de membrana que interagem com ele, devido ao seu papel fundamental no suporte de aspectos únicos da função plaquetária. De facto, os mecanismos de adesão dependentes do vWF podem ser vistos como a adaptação evolutiva à necessidade de estabelecer um contacto firme entre um elemento circulante e a parede do vaso, respondendo a qualquer desafio mecânico criado pelas condições do fluxo sanguíneo.

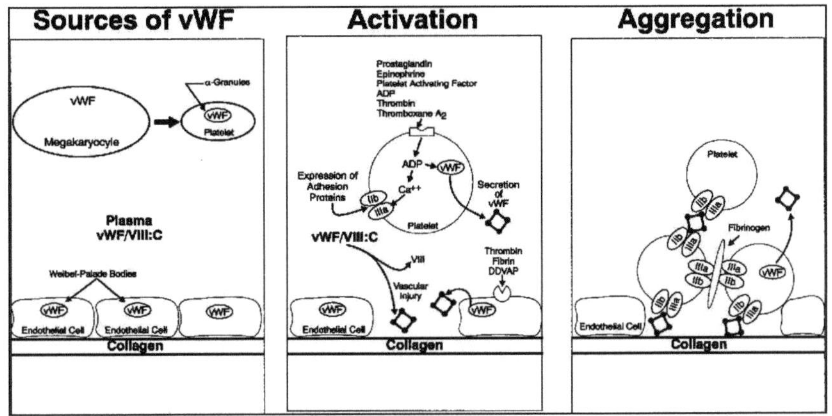

Figura 38: Função do vWF na coagulação

Função do fator von Willebrand na trombogénese

A função do vWF é promover a formação de trombos, mediando a adesão das plaquetas à parede lesada do vaso e entre si. Existem provas de que o vWF em diferentes localizações anatómicas participa em processos hemostáticos.[135] No entanto, o pool circulante é provavelmente o mais importante no início da adesão plaquetária, uma vez que a distribuição do vWF subendotelial não é homogénea e a proteína não existe em muitos vasos onde a função plaquetária é necessária para a hemostase.

3. Vitronectina

A vitronectina é uma glicoproteína multifuncional presente no sangue e na matriz extracelular. A vitronectina foi descoberta como um "fator de espalhamento do soro" que adere ao vidro. Também foi denominada "epibolina" e "proteína S" e, como tal, foi identificada como um inibidor do complexo de ataque à membrana do complemento. A sua sequência completa de aminoácidos foi deduzida a partir de uma biblioteca de cDNA de fígado humano. A estrutura de leitura aberta completa da vitronectina codifica 459 aminoácidos, que são precedidos por um péptido de sinal de 19 aminoácidos. O peso molecular aparente da vitronectina humana é de 75 kDa. Contém três locais de glicosilação e a sua porção de hidratos de carbono contribui com 030% para esta massa molecular. O gene da vitronectina é composto por 4,5±5 kb pares, contém oito exões e sete intrões, dos quais deriva um transcrito de 1,7 kb pares. Liga-se aos glicosaminoglicanos, ao colagénio, ao plasminogénio e ao recetor da uroquinase e também estabiliza a conformação inibitória do inibidor de ativação do plasminogénio-1. Através da sua localização na matriz extracelular e da sua ligação ao inibidor-1 da ativação do plasminogénio, a vitronectina pode potencialmente regular a degradação proteolítica desta matriz. Além disso, a vitronectina liga-se ao complemento, à heparina e aos complexos trombina-antitrombina III, implicando a sua participação na resposta imunitária e na regulação da formação de coágulos. As funções biológicas da vitronectina podem ser moduladas por enzimas proteolíticas e por exo- e ecto-proteínas quinases presentes no sangue. A vitronectina contém uma sequência RGD, através da qual se liga ao recetor de integrina α_v β_3 , e está envolvida na fixação, propagação e migração das células. Os anticorpos contra α_v β_3 ou os péptidos sintéticos que contêm uma sequência RGD estão atualmente a ser testados como agentes terapêuticos no tratamento de cancros humanos, doenças ósseas (por exemplo, osteoporose) e em perturbações patológicas que envolvem a angiogénese.[136]

Funções biológicas

- A vitronectina proporciona uma ligação reguladora única entre a adesão celular e a proteólise fisiológica.

- Está ancorada à matriz extracelular através dos seus domínios de ligação ao colagénio ou à heparina e promove a adesão, a disseminação e a migração das células através da interação com os complexos terminais do complemento e da perforina. Está também envolvida na formação e dissolução de coágulos sanguíneos (coagulação e fibrinólise).

- Protege a trombina de uma inativação rápida dependente da heparina pela antitrombina III e inibe a ativação do plasminogénio induzida pelo coágulo de fibrina pelo ativador do plasminogénio de tipo tecidular. Além disso, a vitronectina liga-se ao inibidor do ativador do plasminogénio-1 e estabiliza a sua atividade inibitória.

- Esta interação é de grande importância, uma vez que a ativação do plasminogénio desempenha um papel não só em processos fisiológicos fundamentais, como a fibrinólise, a migração celular e a ovulação, mas também em processos patológicos, como o crescimento tumoral e as metástases.

Figura 39: Funções biológicas da Vitronectina

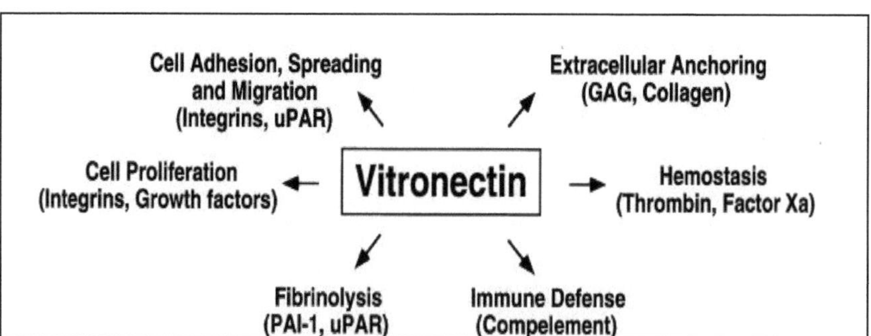

1. RECEPTORES DE ANTIGÉNIOS

1. P-selectina

A P-selectina (CD62P), anteriormente conhecida como PADGEM ou GMP-140, é um membro da família selectina de receptores de adesão celular, que medeia a ligação a ligandos específicos de hidratos de carbono. A P-selectina é armazenada nos grânulos a das plaquetas e nos corpos de Weibel-Palade das células endoteliais. Após a ativação celular, a selectina-P transloca-se com o grânulo para a superfície celular, onde medeia a adesão aos leucócitos ou ao endotélio [3-5]. Tal como outras selectinas, a selectina-P contém um domínio N-terminal de lectina dependente de cálcio, um domínio de fator de crescimento epidérmico, uma série de repetições consensuais, um único domínio transmembranar e uma cauda citoplasmática curta. É interessante notar que foi detectada uma forma solúvel de P-selectina no plasma humano e do rato. Uma parte da P-selectina no plasma humano é uma molécula com splicing alternativo sem o domínio transmembranar, que é libertada pelas plaquetas activadas. No rato, foi identificado um domínio extracelular proteolítico da P-selectina. A protease celular envolvida na clivagem da P-selectina expressa à superfície não é conhecida. PSGL-1 (P-selectin glycoprotein ligand 1)[137] , o principal ligando para a P-selectina, é uma mucina homodimérica expressa na maioria dos leucócitos e é crucial para mediar o rolamento de leucócitos na P-selectina sob fluxo. O PSGL-1 também é expresso em pequenas quantidades nas plaquetas e pode mediar as interações plaquetas-endotélio in vivo.

2. Complexo de glicoproteínas específicas das plaquetas

Imediatamente após a lesão da parede do vaso, as plaquetas começam a aderir às glicoproteínas adesivas expostas, normalmente escondidas sob o revestimento intacto do endotélio. A adesão das plaquetas é mediada por uma superfamília de integrinas de membrana, geralmente agrupadas nos seguintes complexos de glicoproteínas (GP), o complexo recetor de colagénio-GPIa-IIa (VLA- 2)(α2β1); complexo recetor da fibronectina-GPIc-IIa (α5β1)(VLA5); complexo recetor da laminina-GPIc-IIa (α6 β) (VLA6); complexo recetor do fator de von willebrand- GPIb-V-IX e recetor da vibronectina (αVβ3).[138] Os complexos GP são receptores de proteínas adesivas, reconhecendo principalmente os domínios ricos em gluteína nos ligandos das respectivas proteínas. Ocorrem efeitos semelhantes com a alteração do fluxo sanguíneo, uma vez que o aumento da taxa de cisalhamento desencadeia imediatamente a resposta do complexo GPIb-V-IX e a adesão consecutiva.

- **QUIMIOQUÍMICOS**

1. Interleucina-1 (IL-1)

Interleucina-1 (IL-1) A interleucina-1-α (IL-1α) e a IL-1β, juntamente com o TNF-α, são citocinas inflamatórias fundamentais na artrite reumatoide (AR), na dermatomiosite e no pênfigo. Dados in vitro sugerem que a IL-1 é também uma importante citocina efectora na diabetes de tipo 1 (DM1), através de uma série de meios diretos (ou seja, toxicidade das células beta) e indirectos (ou seja, marcando as células beta para destruição dependente de Fas por linfócitos T citotóxicos autoreactivos). A IL-1 também é expressa no sistema nervoso central (SNC) de animais com encefalomielite autoimune experimental (EAE) e os antagonistas da IL-1R demonstraram ter um efeito terapêutico moderado na EAE. A IL-1 pode contribuir para a gravidade da doença, em vez de contribuir para a suscetibilidade neste modelo animal.[139]

2. CD-40L

O papel das plaquetas na inflamação são as interações CD40-CD40 ligando (CD40L). O CD40 é uma glicoproteína membranar pertencente à superfamília dos receptores da família da necrose tumoral e o seu ligando CD40L (CD154) é uma glicoproteína da família do fator de necrose tumoral. As interações CD40-CD40L são centrais nas respostas imunitárias e na inflamação. A ligação do CD40 em várias células vasculares contribui para a patogénese dos processos ateroscleróticos, trombóticos e inflamatórios. Nas células endoteliais ou nos monócitos, a ligação do CD40 leva à síntese de moléculas de adesão, quimiocinas e fator tecidular e provoca a ativação de metaloproteinases da matriz. O CD40L também foi detectado nas plaquetas, onde, após estimulação, é translocado para a superfície das plaquetas. O ligando CD40 expresso à superfície é então clivado das plaquetas durante um período de minutos a horas, gerando subsequentemente um fragmento solúvel (ligando CD40 solúvel ou sCD40L). Estima-se que >95% do sCD40L circulante seja derivado das plaquetas. Após a estimulação plaquetária, o CD40L é translocado para a superfície das plaquetas, gerando subsequentemente um fragmento solúvel, o sCD40L. O CD40L solúvel pode então promover uma resposta inflamatória ou trombótica, provocando uma maior ativação das plaquetas ou, em ambientes de alto cisalhamento, pode aumentar a formação de agregados homotípicos

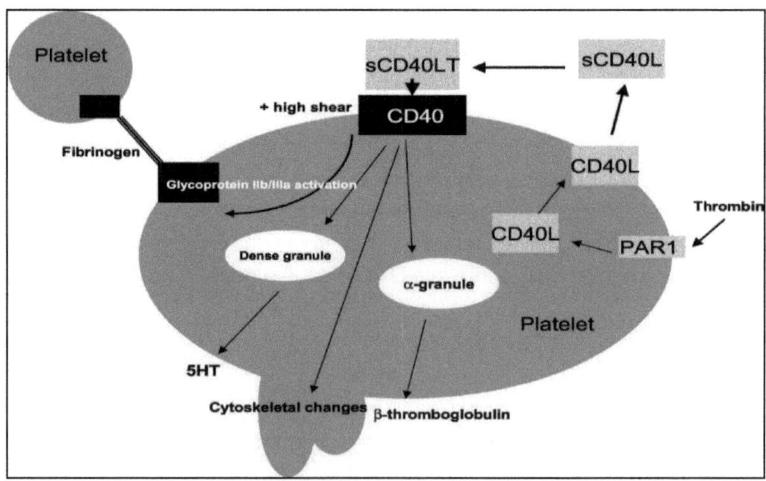

Figura 40: Papel do CD40 na estimulação plaquetária

3. RANTES

A família de citocinas RANTES/SIS humanas inclui pelo menos seis moléculas distintas: RANTES, I-309, proteína quimiotáctica de monócitos-I (MCP-I), HC14, e as proteínas inflamatórias de macrófagos HuMIP-la e HuMIP-1B. Outros nomes para estas moléculas, que representam clones isolados de forma independente ou moléculas ligeiramente variantes, e a identidade dos seus homólogos do rato. A maioria das moléculas desta família foi identificada pela primeira vez por técnicas de clonagem molecular como cDNAs que codificam proteínas de função desconhecida. Só agora é que muitas das suas propriedades biológicas estão a ser conhecidas. Uma representação esquemática das abordagens utilizadas para identificar estas citocinas, juntamente com as moléculas identificadas por cada técnica. Muitas das técnicas utilizadas para identificar os cDNAs RANTEWSIS exploraram a indução intensa e rápida dos mRNAs que codificam algumas destas citocinas nas células imunitárias. Normalmente, os linfócitos T ou as células mononucleares do sangue periférico (PBMC) foram estimulados mitogenicamente (com lectinas ou ésteres de forbol) ou antigenicamente e as bibliotecas de cDNA foram construídas a partir de ARN colhido destas células pouco depois da estimulação.

O MIP-lu foi inicialmente descrito em 1988 como MIP-1, um dupleto proteico de 8 kd parcialmente purificado a partir do meio condicionado de macrófagos estimulados por endotoxina. A MIP-1 induziu a acumulação de neutrófilos após injeção nas patas de ratinhos, daí o nome de proteína inflamatória de macrófagos. Posteriormente, demonstrou-se que esta preparação proteica inclui duas proteínas altamente relacionadas, denominadas MIP-lcx e MIP-1. A expressão de MIP-lcx pode ser induzida numa variedade de tipos de células, incluindo monócitos, linhas celulares de macrófagos, linhas celulares de mastócitos, células de Langerhans, fibroblastos e linfócitos T. A expressão de MIP-ict é induzida em macrófagos por lipopolissacárido (LPS) e em monócitos pela sua ligação a monocamadas de células endoteliais ou a placas revestidas com a molécula de adesão intercelular 1 (ICAM-1). As actividades pró-inflamatórias do MIP-lu sobrepõem-se, mas não são idênticas, às actividades de outras quimiocinas C-C. Por exemplo, tanto o MIP-la como o MIP-1 induzem a migração de monócitos e linfócitos T, mas diferem nos seus efeitos em diferentes subgrupos de células T. Assim, o MIP-1α é principalmente quimiotático para os linfócitos B e as células T CD8 activadas, ao passo que o MIP-1 é quimiotático para as células CD4 activadas. O MIP-lcz, mas não o MIP-1f, induz a quimiotaxia das células assassinas naturais (NK). O MIP-lcz e o RANTES, mas não o MIP-1 ou o MCP-1, são quimiotácticos para os eosinófilos e estimulam os basófilos a libertar histamina. O MIP-la também induz a expressão de ICAM-1, a desgranulação de mastócitos [1 1] e a produção de fator de necrose tumoral (TNF-a), IL-i e IL-6.

4. PF-4

O PF-4 é um polipéptido de ligação à heparina que pertence à família das quimiocinas ELR^{-} CXC. O PF-4 é uma molécula tetramérica, sendo cada subunidade constituída por 70 resíduos de aminoácidos com peso molecular de 7,8 kDa. O gene humano que codifica a PF-4 está localizado em 4q12-21. A PF-4 é sintetizada quase exclusivamente por megacariócitos e sequestrada nos grânulos α das plaquetas. Após a ativação, as plaquetas libertam PF-4 tetramérico ligado a duas moléculas de proteoglicano de sulfato de condroitina, que é deslocado pela ligação à heparina. Os níveis plaquetários fisiológicos de PF-4 foram registados em cerca de 7-22 ng PF-4/10^6 células, o que corresponde a cerca de 150 μg/ml. Os níveis plasmáticos de PF-4 dependem fortemente da ativação plaquetária *in vitro*; por exemplo, os níveis no plasma suplementado com inibidores da função plaquetária são tão baixos como 1,8 ± 1 ng/ml, enquanto os níveis de PF-4 medidos em tubos citratados podem ser tão elevados como 150-360 ng/ml. Do mesmo modo, níveis séricos elevados (cerca de 5 μg/ml) estão correlacionados com a contagem de plaquetas.

O PF-4 apresenta uma atividade pró-coagulante e anticoagulante. Pode impedir a ligação da heparina à antitrombina, levando à inibição da inativação da trombina dependente da heparina. Por outro lado, a inibição do fator XII (via de ativação intrínseca ou de contacto) e dos factores de coagulação dependentes da vitamina K pode levar a uma atividade anticoagulante mediada pelo PF-4. O PF-4 inibe ainda a coagulação através da geração de proteína C activada por ligação à trombomodulina. Para além da sua função na trombose e na hemostase, o PF-4 desempenha um papel importante na cicatrização de feridas, na aterosclerose e na biologia tumoral, principalmente através da sua capacidade de regular a angiogénese e a função de diferentes tipos de células imunitárias. Além disso, foi demonstrado que o PF-4 e o CTAP-III inibem a megacariocitopoiese. O PF-4 também inibe a proliferação de colónias de eritróides e granulócitos/macrófagos e de progenitores CD34+ através da interação com a IL-8.

5. FACTORES HEMOSTÁTICOS

DEFINIÇÃO: A coagulação é definida como o processo em que o sangue perde a sua fluidez e se transforma numa massa gelatinosa alguns minutos depois de ser expelido ou recolhido num recipiente.

As proteínas da coagulação são os componentes principais do sistema de coagulação que conduzem a uma interação complexa de reacções que resultam na conversão do fibrinogénio solúvel em cadeias de fibrina insolúveis.

PAPEL NA PREVENÇÃO DAS PERDAS DE SANGUE (HEMOSTASE)

As plaquetas aceleram a hemostase de três formas:

i. As plaquetas segregam 5-HT, que provoca a constrição dos vasos sanguíneos.

ii. Devido à sua propriedade adesiva, as plaquetas selam as lesões nos vasos sanguíneos, como os capilares.

iii. Através da formação de um tampão temporário, as plaquetas selam os danos nos vasos sanguíneos.

ACTIVADORES E INIBIDORES DE PLAQUETAS

Activadores de plaquetas

1. Colagénio, que é exposto durante a lesão dos vasos sanguíneos.
2. fator de von Willebrand.
3. Tromboxano A.
4. Fator de ativação de plaquetas.
5. Trombina.
6. ADP.
7. Iões de cálcio.
8. P-selectina: Molécula de adesão celular segregada pelas células endoteliais.
9. Convulxina: Proteína purificada do veneno de cobra.

Inibidores de plaquetas

1. Óxido nítrico.
2. Factores de coagulação: II, IX, X, XI e XII.
3. Prostaciclina.
4. Nucleosidase que decompõe o ADP.

FACTORES ENVOLVIDOS NA COAGULAÇÃO DO SANGUE

A coagulação do sangue ocorre através de uma série de reacções devidas à ativação de um grupo de substâncias. As substâncias necessárias à coagulação são denominadas factores de coagulação. Estão identificados treze factores de coagulação.[1]

Quadro 15: Factores de coagulação e respectivos nomes

FACTORES	NOME
I	Fibrinogénio
II	Protrombina
III	Tromboplastina (fator tecidular)
IV	Cálcio
V	Fator lábil (proaccelerina ou globulina aceleradora)
VI	A presença não foi comprovada
VII	Fator estável
VIII	Fator anti-hemofílico (globulina anti-hemofílica)
IX	Fator Natal
X	Fator Stuart-Prower
XI	Antecedente de tromboplastina plasmática
XII	Fator de Hageman (fator de contacto)
XIII	Fator de estabilização da fibrina (Fibrinase)

Fases da coagulação sanguínea

1. Formação do ativador da protrombina.
2. Conversão da protrombina em trombina.
3. Conversão do fibrinogénio em fibrina.

ETAPA 1: FORMAÇÃO DO ACTIVADOR DA PROTROMBINA

A coagulação do sangue começa com a formação de uma subtância chamada ativador da protrombina, que converte a protrombina em trombina. A sua formação é iniciada por substâncias produzidas no sangue ou fora dele.

Assim, a formação do ativador da protrombina ocorre através de duas vias:

1. Via intrínseca.
2. Via extrínseca.

Via intrínseca para a formação do ativador da protrombina:

Nesta via, a formação dos activadores da protrombina é iniciada pelas plaquetas, que se encontram no próprio sangue. Sequência de eventos na via intrínseca

1. 1Durante a lesão, o vaso sanguíneo é rompido. O endotélio é danificado e o colagénio sob o endotélio é exposto.

ii. Quando o fator XII (fator de Hageman) entra em contacto com o colagénio, é convertido em fator XII ativado na presença de calicreína e de cinogénio de elevado peso molecular (HMW).

iii. O fator XII ativado converte o fator XI em fator XI ativado na presença de cinogénio HMW.

O fator XI ativado ativa o fator IX na presença do fator IV (cálcio).

v. O fator IX ativado ativa o fator X na presença do fator VIII e do cálcio.

vi. Quando as plaquetas entram em contacto com o colagénio de um vaso sanguíneo danificado, são activadas e libertam fosfolípidos.

vii. Agora, o fator X ativado reage com o fosfolípido plaquetário e o fator V para formar o ativador da protrombina. Para tal, é necessária a presença de iões de cálcio.

viii. O fator V também é ativado pelo efeito de feedback positivo da trombina.

Via extrínseca para a formação do ativador da protrombina

Nesta via, a formação da ativação da protrombina é iniciada pela tromboplastina tecidular, que se forma a partir dos tecidos lesados.

Sequência de eventos na via extrínseca

1. Os tecidos que são danificados durante uma lesão libertam tromboplastina tecidular (fator III). A tromboplastina contém proteínas, fosfolípidos e glicoproteínas que actuam como enzimas proteolíticas.

2. A glicoproteína e os componentes fosfolípidos da tromboplastina convertem o fator X em fator X ativado, na presença do fator VII.

3. O fator X ativado reage com o fator V e o componente fosfolípido da tromboplastina tecidular para formar o ativador da protrombina. Esta reação requer a presença de iões de cálcio.

FASE 2: CONVERSÃO DA PROTROMBINA EM TROMBINA

A coagulação do sangue tem tudo a ver com a formação de trombina. Uma vez formada a trombina, esta leva definitivamente à formação de coágulos.

Sequência de eventos na fase 2

1. O ativador da protrombina, que se forma nas vias intrínseca e extrínseca, converte a protrombina em trombo na presença de cálcio (fator IV).

ii. Uma vez formada, a trombina inicia a formação de mais moléculas de trombina. A trombina inicialmente formada ativa o Fator V. O Fator V, por sua vez, acelera a formação do ativador da protrombina extrínseco e intrínseco, que converte a protrombina em trombina.

FASE 3: CONVERSÃO DO FIBRINOGÉNIO EM FIBRINA

A fase final da coagulação sanguínea envolve a conversão do fibrinogénio em fibrina pela trombina.

Sequência de eventos na fase 3:

A trombina converte o fibrinogénio inativo em fibrinogénio ativado devido à perda de 2 pares de polipéptidos de cada molécula de fibrinogénio. O fibrinogénio ativado é designado por monómero de fibrina.

ii. O monómero de fibrina polimeriza-se com outras moléculas de monómero e forma filamentos de fibrina frouxamente dispostos.

iii. Mais tarde, estes fios soltos são modificados em fios de fibrina densos e apertados pelo fator estabilizador de fibrina (fator XIII) na presença de iões de cálcio. Todos os fios de fibrina apertados são agregados para formar uma malha de coágulo estável.

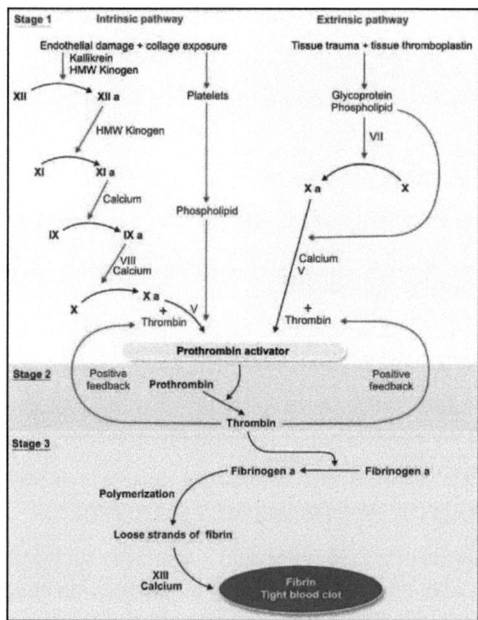

Figura 41: Fases da coagulação sanguínea

ANÁLISE DA LITERATURA

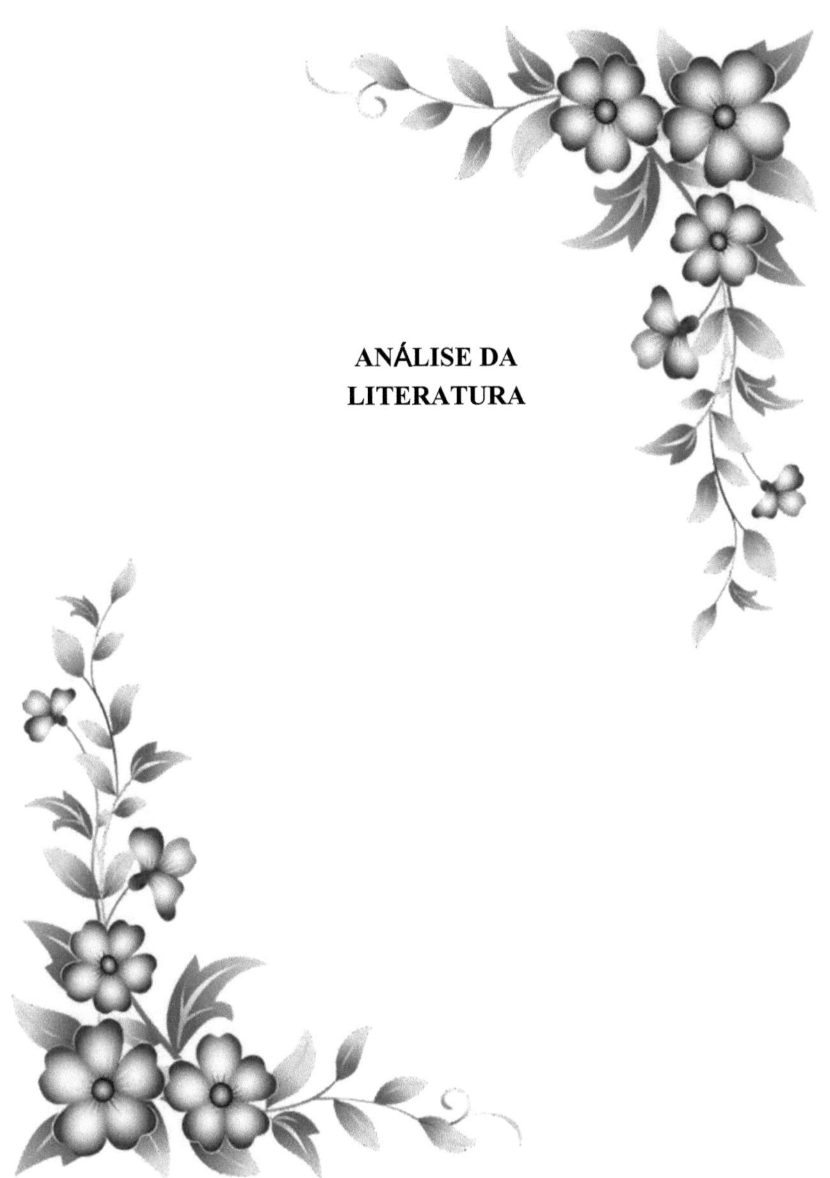

ESTUDOS IN VITRO

O PRP modula a proliferação celular de uma forma específica do tipo de célula, semelhante ao que foi observado com o TGF-beta1, o PRP estimulou a síntese de ADN nos fibroblastos gengivais e nas células do ligamento periodontal

Marx et al. (1998) referiram que os factores de crescimento autólogos influenciam diretamente as células durante 5-7 dias. Na presente experiência in vitro, o período ativo dos factores de crescimento no PRP durou 7 dias. É indicado que o PRP não protege a atividade dos factores de crescimento autólogos. O PRF aumentou a proliferação e a diferenciação dos osteoblastos da calvária de ratos de uma forma mais longa e mais forte do que o PRP. Os exsudados de PRF recolhidos ao 14º dia podiam estimular ao máximo a proliferação e a diferenciação osteoblástica, ao passo que os exsudados de PRP recolhidos após o 7º dia não expressavam qualquer efeito positivo. O resultado está de acordo com o estudo anterior que sugeria que o conteúdo maciço de fibrina do PRF poderia proteger os factores de crescimento da degradação proteolítica.

O efeito do plasma rico em plaquetas (PRP) na proliferação de células semelhantes a osteoblastos SaOS-2 in vitro foi investigado por **Ogino et al. (2006)** As células foram cultivadas na presença de plasma pobre em plaquetas (PPP), sangue total ou PRP e o número de células foi contado após 36 e 72 horas. A contagem média de plaquetas do PRP foi de 1546,36 +/- 382,25 x 10^3 /microL, e os níveis médios de PDGF-AB, TGF-beta1 e IGF-I foram de 0,271 +/- 0,043, 0,190 +/- 0,039 e 0,110 +/- 0,039

ng/1500 x 10^3 plaquetas, respetivamente. A proliferação celular foi aumentada em todos os grupos de PRP de uma forma dependente da dose. A presença de anticorpos neutralizantes de PDGF e TGF-beta1 suprimiu significativamente a proliferação. Estes resultados mostram as capacidades benéficas do PRP na proliferação de células semelhantes a osteoblastos do ponto de vista dos factores de crescimento, incluindo a contribuição de cada fator.

Um estudo comparativo do efeito do PRF e do PRP na proliferação e diferenciação de osteoblastos da calvária de ratos in vitro foi obtido por **He et al. (2009).** Os exsudados de PRP e PRF foram recolhidos nos períodos de 1, 7, 14, 21 e 28 dias. O PRP libertou as quantidades mais elevadas de TGF beta1 e PDGF-AB no primeiro dia, seguindo-se uma diminuição significativa da libertação em momentos posteriores. O PRF libertou a maior quantidade de TGF beta1 no 14º dia e a maior quantidade de PDGF-AB no 7º dia. As células tratadas com exsudados de PRF recolhidos ao 14º dia atingiram o pico de mineralização significativamente mais do que os grupos de controlo negativo e positivo.

O PRF libertou factores de crescimento autólogos de forma gradual e foi superior ao PRP, nos aspectos de expressão de ALP e indução de mineralização. **Giovanini et al. (2015)** realizaram um estudo invitro para avaliar o efeito do PRP na presença de níveis de TGF-β nas amostras de PRP, bem como na presença de colagénio III e asmooth muscle actin (a-SMA), através de uma análise histomorfométrica da matriz óssea e deposição fibrosa na reparação óssea. Foram criados 4 defeitos ósseos na calvária de 21 coelhos. Os defeitos cirúrgicos foram tratados com autoenxerto particulado, autoenxerto particulado misturado com PRP e PRP isolado. Os resultados histomorfométricos demonstraram uma deposição intensiva de tecido fibroso, enquanto que a deposição óssea foi mais difícil nos grupos PRP. Estes resultados coincidiram com valores mais elevados de TGF-β na amostra de PRP, bem como com uma maior ocorrência de deposição difusa de colagénio III e uma maior presença de células SMA positivas espalhadas pelo tecido fibroso. Isto sugere que níveis mais elevados de TGF-β nas amostras de PRP podem produzir um evento fibroproliferativo e, consequentemente, dificultar a deposição de matriz óssea.

Miron et al. (2019) investigaram o PRP padrão e o i-PRF quanto à libertação de fatores de crescimento em até 10 dias, biocompatibilidade de fibroblastos e osteoblastos e expressão de PDGF, TGF-b e colagénio. Os seus resultados demonstraram que, em geral, o PRP apresentava uma maior libertação precoce de factores de crescimento, ao passo que o i-PRF apresentava níveis significativamente mais elevados de libertação total a longo prazo de PDGF-AA, PDGF-AB, fator de crescimento epidérmico (EGF) e iGF-1 após 10 dias. Os resultados deste estudo mostram que é possível obter uma fórmula forte de concentração de plaquetas líquidas sem a utilização de anticoagulante.

ESTUDOS SOBRE ANIMAIS

Kim et al. (2002) efectuaram um estudo comparativo da eficácia do enxerto ósseo sinusal com proteína morfogenética óssea humana recombinante (rhBMP) e PRF em coelhos. Foram formados defeitos bilaterais nas paredes do seio maxilar anterior em 36 coelhos. Estes defeitos foram enxertados apenas com TCP (grupo de controlo), com TCP revestido com rhBMP-2 (grupo A) e com TCP misturado com PRF (grupo B). O TCP misturado com PRF mostrou uma cicatrização óssea mais rápida do que o TCP revestido com rhBMP-2 ou o grupo apenas com TCP.

Kim et al. (2002), num defeito ósseo na crista ilíaca de cães, demonstraram que o PRP combinado com pó de osso desmineralizado melhorou a formação óssea em redor de implantes de titânio. É possível que uma concentração mais elevada de plaquetas possa ajudar na cicatrização de feridas humanas, enquanto que outras espécies animais podem cicatrizar extremamente bem mesmo sem plaquetas adicionais, tornando mais difícil demonstrar um benefício do PRP nestes modelos. O efeito potencial das citocinas plaquetárias, libertadas em massa durante a ativação das plaquetas e a gelificação da fibrina, parece ser extremamente limitado no tempo, uma vez que são libertadas demasiado rapidamente durante a polimerização da matriz de fibrina

Num procedimento de cicatrização e regeneração óssea, **Fennis et al (2002)** avaliaram um estudo clínico e radiográfico sobre a utilização de scaffolds autógenos e PRP na reconstrução mandibular em 28 cabras. Os resultados dos exames radiográficos, incluindo a avaliação da formação de calo, demonstram inegavelmente uma rápida cicatrização óssea no grupo PRP. O mesmo autor realizou um estudo secundário avaliando a utilização histológica e histomorfométrica de scaffolds autógenos, enxertos ósseos e PRP nas mesmas cabras. Esta avaliação revelou que o PRP aumentou consideravelmente a cicatrização óssea. Às 6 e 12 semanas, a percentagem de preenchimento ósseo no grupo PRP foi significativamente mais elevada do que no grupo sem PRP. O crescimento vascular nas partes centrais dos enxertos foi quantificado através da contagem dos capilares por campo microscópico e verificou-se uma diferença significativa entre o grupo PRP e o grupo não PRP, que pode ser atribuída a vários factores de crescimento conhecidos por estimular a angiogénese.

Aghaloo et al. (2004) criaram 4 defeitos cranianos em cada um de 15 coelhos. 3 foram enxertados com Bio-Oss, Bio-Oss com PRP ou osso autógeno. Os 4th não receberam enxerto como controlo. A avaliação histomorfométrica mostrou que a adição de PRP aumentou significativamente a percentagem de formação óssea em relação ao Bio-Oss isolado nos 3 períodos de tempo (1, 2 e 4 meses). No entanto, neste estudo, o osso autógeno ainda foi significativamente melhor do que o Bio-Oss ou o Bio-Oss com PRP.

You et al. (2007) compararam o efeito da cola de fibrina enriquecida com plaquetas e do PRP na reparação de defeitos ósseos adjacentes a 6 implantes dentários de titânio na tíbia de cães para simular a implantação imediata em alvéolos de extração de dentes frescos na presença de grandes espaços (>2 mm). O contacto osso-implante obtido com PRP foi inferior ao obtido com cola de fibrina enriquecida com plaquetas.

Simon et al (2009) compararam os efeitos clínicos e histológicos da cicatrização de alvéolos de extração após a utilização de PRF com a preservação do rebordo alveolar utilizando DFDBA e membrana de colagénio reabsorvível em cães. Quatro alvéolos de extração de cães foram tratados com matriz de fibrina rica em plaquetas (PRFM), PRFM e membrana, DFDBA e membrana, PRFM e DFDBA, e controlo sem tratamento. O estudo concluiu que a cicatrização foi mais rápida nos locais com PRFM e PRFM e membrana com preenchimento ósseo às 3 semanas. Os locais que continham DFDBA tinham pouco osso novo às 6 semanas e, às 12 semanas, estas cavidades tinham preenchimento ósseo, mas ainda se notavam partículas de DFDBA nas áreas coronais. Concluíram que o PRFM sozinho pode ser o melhor enxerto para procedimentos de preservação do rebordo.

Os efeitos do PRP na cicatrização de defeitos mandibulares caninos tratados com aloenxerto ósseo fresco congelado foram avaliados histomorfometricamente e radiograficamente por **Messora et al. (2014)** Foram criados cirurgicamente defeitos de ressecção bilaterais no bordo inferior da mandíbula em 10 cães. Existiam 3 grupos: controlo (defeito preenchido apenas por coágulo sanguíneo), aloenxerto fresco congelado (defeito preenchido com aloenxerto ósseo liofilizado (FFBA)) e grupo FFBA/PRP (defeito preenchido com FFBA combinado com PRP). Às 12 semanas, o grupo FFBA/PRP apresentou uma área óssea mineralizada estatisticamente maior.

Samuel P. Franklin et al. (2015) efectuaram um estudo para caraterizar os produtos de plasma rico em plaquetas (PRP) obtidos a partir de sangue canino através da utilização de uma variedade de dispositivos disponíveis no mercado. Foram colhidas amostras de sangue de 15 cães com idades compreendidas entre os 18 meses e os 9 anos, sem doenças concomitantes, exceto osteoartrite em alguns cães. Foram produzidos produtos PRP a partir do sangue obtido de cada um dos 15 cães, utilizando cada um dos 5 sistemas de concentração de PRP disponíveis no mercado. Foram efectuadas contagens sanguíneas completas em cada amostra de sangue total e produto PRP. O grau de concentração ou redução de plaquetas, leucócitos e eritrócitos do PRP, em comparação com os resultados da amostra de sangue total, foi quantificado para cada cão e resumido para cada sistema de concentração. Os resultados do estudo foram que os vários sistemas de concentração de PRP diferiam substancialmente na quantidade de sangue processado, no método de preparação de PRP, na quantidade de PRP produzida e nas concentrações ou reduções de plaquetas, leucócitos e eritrócitos para o PRP em relação aos resultados do sangue total.

Anitua et al. (2015) estudaram os potenciais efeitos de regeneração óssea do PRGF do tipo scaffold do sangue de cabra, em defeitos artificiais vazios feitos nas tíbias de cabras, que simulam defeitos pós-extractivos. O PRGF elaborado resultou num enriquecimento significativo do número de plaquetas, com um aumento de 3,17 vezes em comparação com o sangue periférico. Pelo contrário, o teor de leucócitos foi inferior ao limite de deteção do coulter, confirmando a ausência de leucócitos nas preparações de PRGF, o que melhorará a homogeneidade do produto e reduzirá a variabilidade entre dadores. Nenhuma das cabras apresentou sinais de fraqueza após a recolha de sangue antes da cirurgia. No sacrifício, não foram observados sinais clínicos de inflamação ou reacções adversas nos tecidos. A análise histológica de todos os defeitos artificiais foi efectuada 8 semanas após a cirurgia. Os danos causados pelo procedimento de perfuração pareciam ser limitados e não foram observados sinais de resposta imunitária em redor dos defeitos. Os resultados histológicos e histo-morfométricos demonstraram que a aplicação de PRGF líquido aumentou a percentagem de contacto osso-implante em 84,7%.

Kim et al. (2001) criaram 2 defeitos cranianos em cada um de 20 coelhos. Os defeitos foram enxertados com Bio-Oss com ou sem PRP. As radiografias simples digitalizadas e os exames de tomografia computorizada mostraram uma densidade óssea significativamente maior com autilização de PRP ao fim de 1 e 2 meses.

Aghaloo et al. (2002) criaram 4 defeitos cranianos em cada um de 15 coelhos. Três foram enxertados com Bio-Oss, Bio-Oss com PRP ou osso autógeno. O quarto não recebeu qualquer enxerto como controlo. A avaliação histomorfométrica mostrou que a adição de PRP aumentou significativamente a percentagem de formação óssea em relação ao Bio-Oss isolado nos três períodos de tempo (1, 2 e 4 meses). No entanto, neste estudo, o osso autógeno ainda foi significativamente melhor do que o Bio-Oss ou o Bio-Oss com PRP. **Kim et al. (2002)**, num defeito ósseo na crista ilíaca de cães, demonstraram que o PRP combinado com pó de osso desmineralizado melhorou a formação óssea em redor de implantes de titânio. É possível que uma concentração mais elevada de plaquetas possa ajudar na cicatrização de feridas humanas, enquanto que outras espécies animais podem cicatrizar extremamente bem mesmo sem plaquetas adicionais, tornando mais difícil demonstrar um benefício do PRP nestes modelos. O efeito potencial das citocinas plaquetárias, libertadas em massa durante a ativação das plaquetas e a gelificação da fibrina, parece ser extremamente limitado no tempo porque são libertadas demasiado rapidamente durante a polimerização da matriz de fibrina.

Choi et al. (2015) efectuaram um estudo em cães e concluíram que a viabilidade e a proliferação de células do osso alveolar são estimuladas por concentrações baixas de PRP, mas suprimidas por concentrações elevadas de PRP. As células expostas ao PRP mostraram uma variabilidade e proliferação dependentes da concentração, com aumento significativo usando concentrações de PRP de 1% e 5%. As células do osso alveolar expostas a concentrações de PRP superiores a 30% apresentaram um crescimento significativamente menor em comparação com as culturas de controlo sem PRP, e as células expostas a 100% de PRP apresentaram uma toxicidade acentuada.

Knapen et al. (2015) avaliaram os efeitos da L-PRF na regeneração óssea em 18 coelhos. Um total de 72 hemisférios foram implantados nas suas calvárias e preenchidos com 4 materiais diferentes estudados: L-PRF isolado, hidroxiapatita bovina (BHA) isolada, BHA e L-PRF juntos, e um controlo vazio. Os resultados mostraram a presença de osteogénese adequada em todos os 4 grupos, sem diferenças significativas em qualquer momento na qualidade do osso regenerado. Concluíram que o L-PRF não proporcionou quaisquer efeitos adicionais na cinética, qualidade e quantidade de osso neste modelo de regeneração óssea guiada. Preservação do rebordo alveolar.

Kim et al. (2016) criaram 2 defeitos cranianos em cada um de 20 coelhos. Os defeitos foram enxertados com Bio-Oss com ou sem PRP. As películas planas digitalizadas e as tomografias computorizadas mostraram uma densidade óssea significativamente maior com a utilização de PRP ao fim de 1 e 2 meses. Este estudo demonstrou e concluiu que o coelho é um modelo animal útil para estudar a técnica de concentração de plaquetas. Quando combinada com enxertos de mineral ósseo esponjoso bovino natural, a técnica aumentou a formação óssea.

Anitua e Andia (2017) realizaram um estudo para avaliar a extensão e a qualidade da regeneração óssea à volta dos implantes através da adição de um coágulo de PRP. O estudo concluiu que a adição de um coágulo de PRP à volta de implantes de titânio rugoso no momento da sua implantação em cabras melhorou a extensão e a qualidade da regeneração óssea à volta do implante. 2 estudos avaliaram a utilização de PRP com Bio-Oss num modelo de defeito ósseo da calvária de coelho.

O efeito do PRP na movimentação dentária ortodôntica em 6 cães foi pesquisado por **Rashid et al. (2017)** realizaram um estudo com o objetivo de avaliar o efeito do plasma rico em plaquetas (PRP) na taxa de movimentação dentária ortodôntica. O plasma rico em plaquetas foi injetado à volta do primeiro pré-molar superior e foram utilizadas molas helicoidais para distalizar o dente durante 63 dias, utilizando um dispositivo de ancoragem temporário. Os resultados indicaram que o movimento dentário foi significativamente mais rápido no lado experimental (PRP) em comparação com o lado de controlo. Este estudo concluiu que a injeção local de PRP no presente estudo em animais resultou num movimento dentário ortodôntico acelerado, sem efeitos secundários clínicos ou microscópicos óbvios.

ESTUDOS CLÍNICOS

PRF EM DEFEITOS INTRA-ÓSSEOS

Lekovic V et al. (2012) examinaram a adequação do PRF autólogo como tratamento regenerativo para defeitos intra-ósseos periodontais em humanos e examinaram a capacidade do BPBM para aumentar os efeitos regenerativos exercidos pelo PRF. Utilizando um desenho de boca dividida, os defeitos intra-ósseos emparelhados foram tratados aleatoriamente com PRF ou com a combinação PRF-BPBM. O estudo indicou que o PRF pode melhorar os parâmetros clínicos associados aos defeitos periodontais intra-ósseos humanos, e o BPBM tem a capacidade de aumentar os efeitos do PRF na redução da profundidade de bolsa, melhorando o nível de fixação clínica e promovendo o preenchimento do defeito.

Richard J. Miron (2020) realizou um estudo com o objetivo de comparar os resultados do tratamento de defeitos intra-ósseos periodontais utilizando fibrina rica em plaquetas (PRF) com outras modalidades habitualmente utilizadas. Conclusões A utilização da PRF melhorou significativamente os resultados clínicos em defeitos intra-ósseos quando comparada com a OFD isolada, tendo sido observados níveis semelhantes entre a OFD/BG e a OFD/PRF.

EFEITO DO PRFONPERIODONTALLIGAMENTFIBROBLAST EM DEFEITOS INTRA-ÓSSEOS

Y-C Chang et al. (2013) avaliaram os efeitos do PRF nos fibroblastos do ligamento periodontal (PDLFs) e a aplicação do PRF para a regeneração periodontal. Os PDLFs foram derivados de indivíduos saudáveis submetidos a extração por razões ortodônticas. A recolha de sangue foi efectuada em voluntários saudáveis. O PRF foi obtido a partir de uma centrífuga de mesa 83 centrifugada a 3000 rpm durante 12 minutos. Os efeitos do PRF nas PDLFs foram determinados através da medição da expressão da proteína quinase regulada pelo sinal extracelular fosforilada (p- ERK), da osteoprotegerina (OPG) e da atividade da fosfatase alcalina (ALP). Além disso, este estudo retrospetivo examinou a viabilidade e segurança da reconstrução dos defeitos infra-ósseos periodontais com PRF em 6 pacientes. Verificou-se que o PRF aumenta a fosforilação de ERK e OPG em PDLFs de uma forma dependente do tempo. A atividade da ALP também foi significativamente aumentada pelo PRF. A aplicação de PRF em defeitos infra-ósseos mostrou uma redução da bolsa e um ganho de fixação clínica após 6 meses. A radiografia periapical revelou um defeito radiográfico preenchido nos dentes enxertados. O aumento da expressão de p-ERK, OPG & ALP pelo PRF pode trazer benefícios para a regeneração periodontal. A análise clínica e radiológica mostrou que o uso de PRF é uma modalidade eficaz para o tratamento de defeitos periodontais infra-ósseos

PRF VS PRF + MATERIAL DE ENXERTO ÓSSEO DE HIDROXIAPETITE POROSA

AR Pradeep et al. (2013) exploraram a eficácia clínica e radiográfica do PRF autólogo Vs PRF+HA no tratamento de defeitos intra-ósseos em indivíduos com periodontite crónica. 90 defeitos intra-ósseos foram tratados com PRF autólogo com desbridamento de retalho aberto (OFD) ou PRF+HA com OFD ou apenas OFD. Parâmetros clínicos e radiológicos como a profundidade de sondagem (PD), nível de inserção clínica (CAL), profundidade do defeito intraósseo e % de preenchimento do defeito foram registados no início e 9 meses após a cirurgia. A redução média da PD foi maior nos grupos PRF e PRF+HA do que no grupo de controlo, enquanto o ganho médio de CAL também foi maior no PRF e PRF+HA em comparação com os controlos. O tratamento de defeitos intra-ósseos com PRF resultou em melhorias significativas dos parâmetros clínicos em comparação com a linha de base. A HA, quando adicionada ao PRF, aumenta os efeitos regenerativos observados com o PRF no tratamento de defeitos intra-ósseos de três paredes em humanos.

AR Pradeep et al. (2015) tiveram como objetivo explorar a eficácia clínica e radiográfica da fibrina autóloga rica em plaquetas (PRF) e do plasma autólogo rico em plaquetas (PRP) no tratamento de defeitos de furca de grau II mandibular em indivíduos com periodontite crónica. 72 defeitos de furca de grau II mandibulares foram tratados com PRF autólogo com desbridamento de retalho aberto (OFD; 24 defeitos) ou PRP autólogo com OFD (25), ou apenas OFD (23). Os parâmetros clínicos e radiológicos, tais como a profundidade de sondagem, o nível de fixação clínica vertical relativa e o nível de fixação clínica horizontal, juntamente com o nível marginal gengival, foram registados no início e aos 9 meses de pós-operatório. Todos os parâmetros clínicos e radiográficos mostraram uma melhoria estatisticamente significativa em ambos os locais de teste (PRF com OFD e PRP com OFD), em comparação com os que foram efectuados apenas com OFD. O ganho relativo do nível de fixação clínica vertical também foi maior nos locais de PRF e PRP, em comparação com o local de controlo, e o ganho relativo do nível de fixação clínica horizontal foi estatisticamente significativo, tanto no PRF como no PRP, em comparação com o grupo de controlo. O estudo concluiu que a utilização de PRF ou PRP autólogos foram ambos eficazes no tratamento de defeitos de furca com cicatrização sem intercorrências dos locais

AR Pradeep et al. (2016) realizaram um estudo randomizado duplo-mascarado para avaliar a potência de uma combinação de 1,2 mg de gel RSV in situ com uma mistura 1:1 de PRF autólogo e enxerto ósseo HA no tratamento cirúrgico de defeitos de furca Classe II mandibular em comparação com PRF autólogo e enxerto ósseo HA colocado após desbridamento de retalho aberto (OFD).105 defeitos de furca mandibular foram tratados com OFD + gel placebo (grupo 1), PRF + HA com OFD (grupo 2), ou 1,2 mg RSV gel + PRF + HA com OFD (grupo 3). Os parâmetros clínicos e radiológicos (ou seja, profundidade de sondagem [PD], nível de inserção clínica vertical e horizontal relativo [rvCAL e rhCAL], profundidade do defeito intraósseo e percentagem de preenchimento do defeito) foram registados no início e 9 meses após a cirurgia. Verificou-se que o tratamento de defeitos de furca com 1,2 mg de gel in situ de RSV combinado com PRF autólogo e enxerto ósseo de HA poroso resulta em melhorias significativas dos parâmetros clínicos e radiográficos em comparação com o OFD isolado. Estes resultados implicam que a combinação de RSV, PRF e HA tem efeitos sinérgicos, explicando o seu papel como material regenerativo no tratamento de defeitos de furca.

PRF EM AUMENTO DE SEIO

Choukroun et al. (2006) avaliaram o potencial do PRF em combinação com o aloenxerto ósseo liofilizado (FDBA) para melhorar a regeneração óssea na elevação do pavimento do seio. Foram efectuados nove aumentos do pavimento do seio. Em 6 locais, foi adicionado PRF às partículas de FDBA (grupo de teste) e em 3 locais foi utilizado FDBA sem PRF (grupo de controlo). 4 meses mais tarde para o grupo de teste e 8 meses mais tarde para o grupo de controlo, foram colhidas amostras de osso da região aumentada durante o procedimento de inserção do implante. Estas amostras foram tratadas para análise histológica. As avaliações histológicas revelaram a presença de osso residual rodeado por osso recém-formado e tecido conjuntivo. Após 4 meses de tempo de cicatrização, a maturação histológica do grupo de teste parece ser idêntica à do grupo de controlo após um período de 8 meses. Para além disso, as quantidades de osso recém-formado foram equivalentes entre os dois protocolos. O aumento do assoalho do seio maxilar com FDBA e PRF leva a uma redução do tempo de cicatrização antes da colocação do implante. Concluíram que, de um ponto de vista histológico, este tempo de cicatrização poderia ser reduzido para 4 meses.

Mazor et al. (2009) avaliaram a relevância dos coágulos e membranas de PRF como único material de preenchimento durante uma elevação lateral do seio maxilar com implantação imediata, utilizando análise radiológica e histológica numa série de casos. Foram realizadas 25 elevações de seio com implante simultâneo em 20 pacientes com PRF de Choukroun como único biomaterial de preenchimento. Para cada paciente, foi efectuado um exame pré-cirúrgico e um exame radiológico pós-cirúrgico de 6 meses com uma radiografia panorâmica e uma radiografia computorizada volumétrica tridimensional (VCR) para avaliar a altura óssea residual subsinusal e o ganho ósseo final à volta dos implantes. Em 9 pacientes, 6 meses após a elevação do seio maxilar, foram recolhidas biópsias ósseas na parede vestibular do rebordo alveolar, ao nível da janela de osteotomia, e avaliadas por histomorfometria. Neste estudo, foram colocados 41 implantes de três sistemas diferentes com diferentes designs de parafusos. Todos os implantes foram inseridos numa altura óssea residual entre 1,5 e 6 mm. O ganho ósseo final foi sempre muito significativo (entre 7 e 13 mm). Após análise radiológica, a posição do fundo do seio final foi sempre na continuação da extremidade do implante. Todas as biopsias mostraram osso bem organizado e vital. Do ponto de vista radiológico e histológico, 6 meses após a cirurgia, a utilização de PRF como único material de preenchimento durante uma elevação simultânea do seio maxilar e implante estabilizou um elevado volume de osso natural regenerado na cavidade subsinusal até à ponta dos implantes. O PRF de Choukroun é um biomaterial simples e barato, e a sua utilização sistemática durante uma elevação do seio maxilar parece ser uma opção relevante, particularmente para a proteção da membrana Schneideriana.

Alain Simonpiere et al. (2011) avaliaram a relevância da elevação simultânea do seio maxilar e da colocação de implantes com fibrina rica em leucócitos e plaquetas (L-PRF, técnica de Choukroun) como único material de preenchimento subsinusal. Foram efectuadas 23 elevações do seio lateral (SA[4] sinus) em 20 pacientes com colocação simultânea de implantes. 7 pacientes foram tratados com 19 implantes Astra e 13 pacientes com 33 implantes Intra Lock. Foram utilizadas membranas de PRF para cobrir a membrana Schneideriana, as pontas dos implantes serviram de "estacas" para as membranas sinusais remendadas com L-PRF e a cavidade subsinusal foi finalmente preenchida com coágulos de L-PRF. O acompanhamento clínico e radiográfico foi efectuado imediatamente após a colocação do implante, após meses, 1 ano e em cada ano seguinte. 6 meses após a cirurgia, todos os implantes estavam clinicamente estáveis durante o aperto do pilar. O seguimento máximo foi de 6 anos, e todos os pacientes foram seguidos durante um mínimo de 2 anos. Nenhum implante foi perdido durante esta experiência de 6 anos, e o ganho ósseo vertical foi sempre substancial, entre 8,5 e 12,86 mm de ganho ósseo. O nível final do novo pavimento sinusal esteve sempre em continuação com a extremidade apical do implante, e a altura óssea crestal peri-implantar manteve-se estável. A utilização de L-PRF como único material de preenchimento durante a elevação simultânea do seio maxilar e a implantação parece ser uma opção cirúrgica fiável que promove a regeneração óssea natural.

Dong SeokSohn et al. (2011) avaliaram a previsibilidade da formação de novo osso no seio maxilar utilizando blocos autólogos ricos em fibrina com factores de crescimento concentrados (CGFs) como alternativa ao material de enxerto. Um total de 61 enxertos de seio maxilar foram efectuados consecutivamente utilizando a abordagem da janela lateral. Depois de fazer uma janela óssea substituível, a membrana do seio foi elevada para criar um novo compartimento. Depois de 113 implantes (média de 13 mm de altura) com 11 sistemas diferentes terem sido colocados em simultâneo, os blocos ricos em fibrina recolhidos com CGFs isolados foram inseridos no seio. Para selar a janela lateral, a janela óssea foi reposicionada. Foi realizada uma avaliação radiográfica, clínica e histológica para verificar o aumento do seio. Não se registaram complicações pós-operatórias significativas. Foi observada uma nova consolidação óssea em todos os seios maxilares aumentados ao longo dos implantes em radiografias simples e em tomografias computorizadas de feixe cónico. A taxa de sucesso do implante foi de 98,2% após uma média de 10 meses de carga. Os blocos ricos em fibrina com CGFs actuam como uma alternativa ao enxerto ósseo e podem ser um procedimento previsível para o aumento do seio maxilar.

FIBRINA RICA EM PLAQUETAS NA COBERTURA DE RECESSÕES

Sofiaaroca et al. (2009) compararam a fibrina rica em plaquetas mais o retalho coronalmente avançado com o retalho coronalmente avançado modificado isoladamente no tratamento da recessão. Foram incluídos no estudo 20 indivíduos que apresentavam 3 recessões gengivais múltiplas adjacentes de classe 1 e classe 2 de miller's de extensão semelhante em ambos os lados da boca. A cobertura média da raiz após 1, 3 e 6 meses foi de 81. 0% +/ - 16.6%,

76,1% +/- 17,7% e 80. 7% +/- 14,7%, respetivamente, nos locais de ensaio e 86,7%

+/- 16,6%, 88,2% +/- 16,9% e 91,5% +/- 11,4%, respetivamente, nos locais de controlo. As diferenças entre os dois grupos foram estatisticamente significativas aos 3 e 6 meses. Aos 6 meses, obteve-se uma cobertura radicular completa em 74,6% dos locais tratados com o procedimento de controlo, mas apenas em 52,2% dos locais experimentais. O MCAF é um tratamento previsível para múltiplos defeitos adjacentes do tipo recessão Classe I ou II de Miller. A adição de uma membrana PRF posicionada sob o MCAF proporcionou uma cobertura radicular inferior, mas um ganho adicional em GTH aos 6 meses, em comparação com a terapia convencional

FIBRINA RICA EM PLAQUETAS (VS) MATRIZ DE ESMALTE DERAVATIVA

Sasha jankovic et al. (2010) compararam a eficácia clínica da membrana de fibrina rica em plaquetas com o retalho avançado coronalmente e com a utilização de um derivado de matriz de esmalte em combinação com o retalho avançado coronalmente no tratamento da recessão gengival. Foram tratados 20 casos de boca dividida de dentes anteriores maxilares ou bicúspides que apresentavam classe 1 e classe 2 de millers. Os resultados mostraram que a cobertura completa da raiz no grupo PRF foi de 65% e 60% no grupo EMD. O GR foi de 4,10+/- 1,05 mm no grupo PRF e 3. 90+/ - 1,00 mm no grupo EMD no início do estudo, e 1,05+/ -0,45 mm no grupo PRF e 1,15+/ - 0,65 mm no grupo EMD aos 12 meses. O WKT foi de 1,03+/ - 0,56 mm no grupo EMD e de

1. 45+/ - 0,86 mm no grupo PRF na linha de base, e 1,90+/ - 0,81 mm no grupo EMD e 1,62+/ -0,28 mm no grupo PRF aos 12 meses. A diferença observada entre os dois grupos aos 12 meses não foi estatisticamente significativa. A diferença observada entre os dois grupos aos 12 meses foi estatisticamente significativa. O presente estudo não conseguiu demonstrar qualquer vantagem clínica do uso de PRF em comparação com EMD na cobertura da recessão gengival com o procedimento CAF. O grupo EMD

mostrou uma maior taxa de sucesso no aumento do WKT do que o grupo PRF

FIBRINA RICA EM PLAQUETAS (VS) ENXERTO DE TECIDO CONJUNTIVO

Sasha jankovic et al. (2012) compararam a fibrina rica em plaquetas com o enxerto de tecido conjuntivo na cobertura de recessões. Quinze pacientes foram avaliados e os parâmetros clínicos, tais como VRD, PD, CAL e KT, foram registados no início e aos 6 meses de acompanhamento. A profundidade de recessão vertical no grupo PRF diminuiu de 3,51+/ -0,70mm para 0,68+/0,45mm, correspondendo a uma cobertura radicular média de 88,68% +/- 10,65. No grupo de controlo, a profundidade de recessão vertical diminuiu de 3,45+/ -0,84 para 0,38+/- 0,48 mm, o que corresponde a uma média de cobertura radicular de 91,69+/-15,46. Não foram encontradas diferenças entre os procedimentos PRF e CTG na terapia de recessão gengival, exceto no que diz respeito ao ganho de largura queratinizada. O ganho em largura queratinizada foi estatisticamente maior para o grupo CTG quando comparado com o grupo PRF.

PROVAS DO PAPEL DA PRF NA ENGENHARIA DE TECIDOS

Os grânulos α presentes nas plaquetas contêm factores de crescimento como o fator derivado das plaquetas (PDGF), o fator de crescimento transformador-b (TGF-b), o fator de crescimento endotelial vascular (VEGF) e o fator de crescimento epidérmico (EGF). O fator de crescimento derivado das plaquetas (PDGF) tem um papel importante na regeneração periodontal e na cicatrização de feridas. O recetor do PDGF está presente na gengiva, no ligamento periodontal e no cemento e ativa os fibroblastos e os osteoblastos, promovendo a síntese de proteínas. O PRF promove a angiogénese porque tem um baixo nível de trombina, ideal para a migração de células endoteliais e fibroblastos. O PRF retém as células estaminais circulantes devido à sua estrutura de fibrina única. Esta propriedade do PRF tem aplicação na cicatrização de grandes defeitos ósseos em que se verifica a migração de células estaminais que se diferenciam no fenótipo osteoblástico. O PRF também ajuda a facilitar a adesão e a disseminação de células, regula a expressão genética de factores de crescimento, receptores de factores de crescimento, proteínas e determina o resultado da resposta de uma célula a factores de crescimento devido à presença de colagénio, fibronectina, elastina, outras proteínas não colagénicas e proteoglicanos na matriz extracelular do PRF. A utilização do PRF como suporte de engenharia de tecidos foi investigada por muitos investigadores nos últimos anos. Um estudo realizado por **Volker Gassling etal (2010)** indicou que o PRF parece ser superior ao colagénio como suporte para a proliferação de células periosteais humanas e que as membranas de PRF podem ser utilizadas para o cultivo in vitro de células periosteais para a engenharia de tecidos ósseos. O PRF tem funções imunitárias, como a quimiotaxia, uma vez que os leucócitos presentes no PRF desgranulam durante a ativação e libertam citocinas como IL-1, IL-4, IL-6 e TNF-α. O PRF também contém citocinas anti-inflamatórias, como a IL-4, o que requer mais investigação. Assim, o PRF é uma ferramenta potencial na engenharia de tecidos, mas os aspectos clínicos do PRF neste domínio requerem mais investigação.

PAPEL DO PLASMA RICO EM PLAQUETAS NA REGENERAÇÃO

Paola Romina Amable (2013) realizou um estudo com o objetivo de determinar o conteúdo de citocinas em diferentes fracções ao longo do procedimento de centrifugação. O PRP foi preparado por centrifugação, variando a força centrífuga relativa, a temperatura e o tempo. Depois de quantificar a recuperação e o rendimento das plaquetas, foi escolhido e analisado o procedimento de dois passos que produziu o maior rendimento. O estudo resultou num método consistente de preparação de PRP que produziu um pool de citocinas e factores de crescimento de diferentes dadores com elevada reprodutibilidade. Estes resultados apoiam a utilização do PRP em terapias que visam a regeneração de tecidos.

Masuki et al (2016) realizaram um estudo com o objetivo de determinar se os factores de crescimento estão igualmente ou mais concentrados nas preparações de A-PRF ou CGF e se estas preparações funcionam como um reservatório dos principais factores de crescimento derivados de plaquetas, tal como as preparações de PRP e PRGF, para facilitar a cicatrização de feridas e a regeneração de tecidos. O estudo concluiu que tanto as preparações de A-PRF como as de CGF contêm quantidades significativas de factores de crescimento capazes de estimular a proliferação de células periosteais, sugerindo que as preparações de A-PRF e CGF funcionam não só como material de suporte, mas também como um reservatório para fornecer determinados factores de crescimento no local de aplicação.

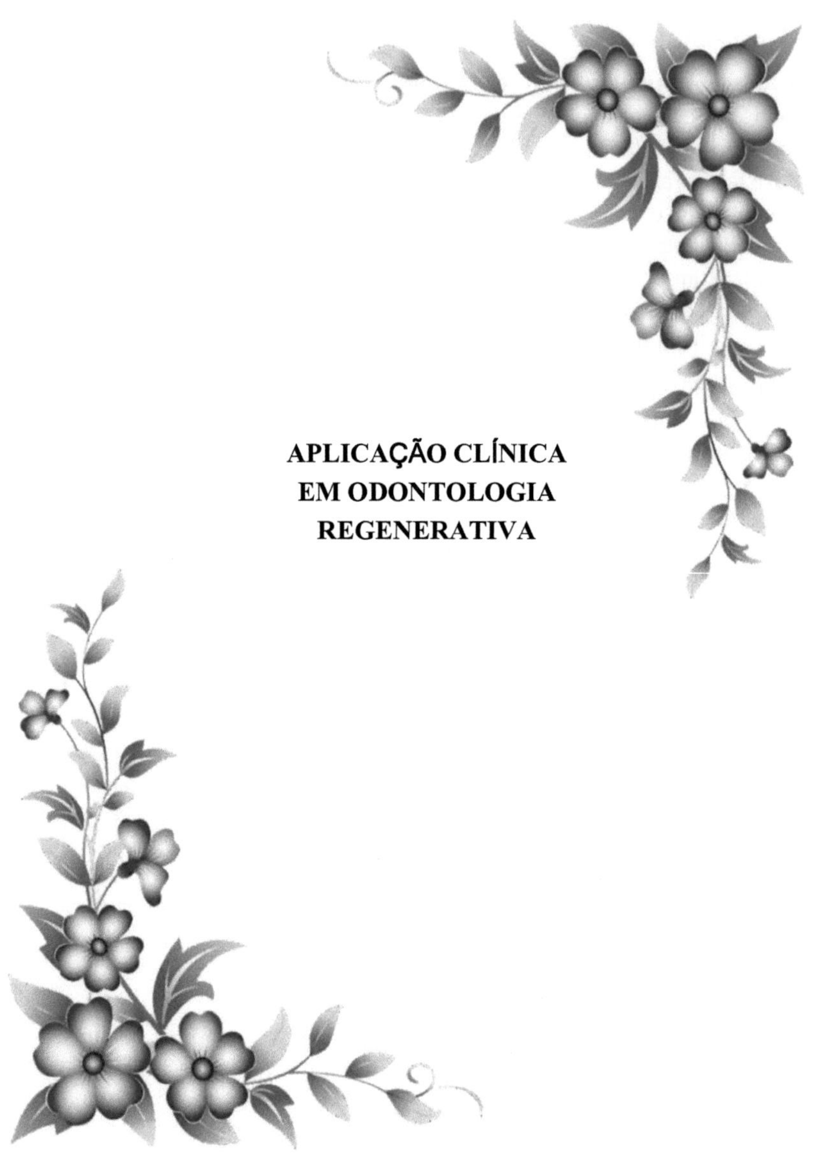

APLICAÇÃO CLÍNICA EM ODONTOLOGIA REGENERATIVA

A medicina regenerativa é uma área emergente da medicina que nasceu na década de 1990 e que se centra no desenvolvimento de terapias alternativas para a reparação de células, tecidos e órgãos, a fim de restaurar as funções danificadas por defeitos congénitos, doenças, traumatismos ou envelhecimento. O objetivo é induzir processos de auto-renovação nos tecidos danificados, ao contrário da medicina tradicional, que envolve principalmente a substituição de partes danificadas.

As novas estratégias em medicina regenerativa visam compreender e explorar melhor o potencial das células estaminais endógenas e dos factores de crescimento autólogos, que são moléculas polipeptídicas especializadas que se ligam a receptores nas células-alvo e transmitem mensagens relativas à migração, proliferação, diferenciação, sobrevivência e secreção celular. As classes de factores de crescimento mais envolvidas na regeneração dos tecidos são consideradas a seguir, incluindo o fator de crescimento transformador beta (TGF-β), as proteínas morfogenéticas ósseas (BMPs), o fator de crescimento endotelial vascular (VEGF) e o fator de crescimento derivado das plaquetas (PDGF). Os factores de crescimento referidos são todos produzidos principalmente pela ativação plaquetária após lesão tecidular. Um dos factores de crescimento mais importantes na reparação dos tecidos é o TGF-β. A superfamília TGF-β é constituída por trinta e três polipéptidos, incluindo três isoformas de 25 kDa, TGF-β1, TGF-β2 e TGF-β3, proteínas morfogenéticas ósseas (BMPs) e activinas. Os membros da família TGF-β são segregados pelas plaquetas, células endoteliais, linfócitos e macrófagos. Actuam ligando-se como dímeros a receptores de superfície com atividade de serina/treonina quinase. Após a ligação, dois receptores de tipo II (TGFBR-II) e dois receptores de tipo I (TGFBR-I) formam um complexo estável no qual os receptores TGFBR-II fosforilam e activam os receptores TGFBR-I. Os receptores TGFBR-I activados fosforilam então os factores de transcrição citoplasmáticos Smad2 e Smad3, que formam um trímero com o Smad4. O complexo resultante transloca-se para o núcleo e regula a expressão dos genes alvo.

Tabela 16: Representação esquemática dos factores de crescimento libertados pelas plaquetas mais envolvidos na regeneração dos tecidos: VEGF, TGF-β, PDGF e BMP.

FACTORES DE CRESCIMENTO	FUNÇÃO
VEGF	Cicatrização de feridas, inflamação, angiogénese, reepitelização, Regeneração do tecido conjuntivo, síntese da matriz extracelular, formação óssea
TGF-β	Vasculogénese, angiogénese, síntese da matriz extracelular
PDGF	Cicatrização de feridas, angiogénese, síntese de matriz extracelular
BMP	Formação óssea, cicatrização de feridas

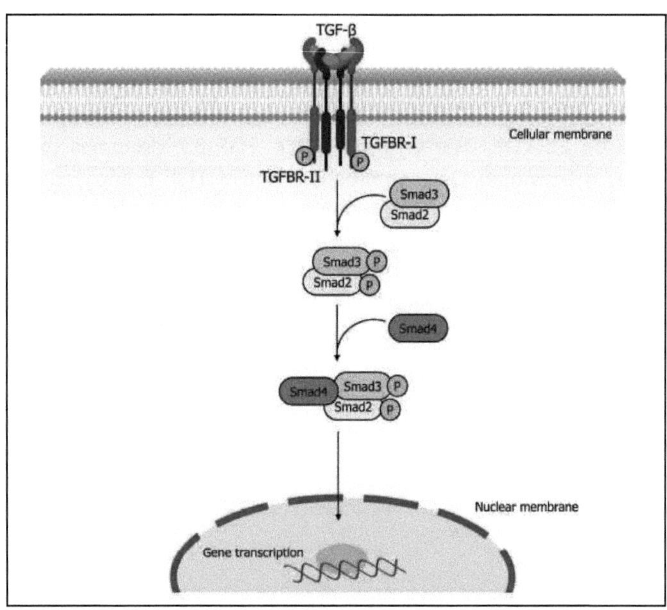

Figura 42: Representação esquemática da via de sinalização do TGF-β

O TGF-β1, a isoforma predominante, desempenha um papel crucial na cicatrização de feridas. Está envolvida na inflamação, angiogénese, reepitelização e regeneração do tecido conjuntivo. O TGF-β1 é também um importante regulador da síntese da matriz extracelular (ECM). Aumenta a expressão dos genes da fibronectina e do colagénio, inibe a degradação da MEC pelas metaloproteinases e, por conseguinte, reforça a matriz. O TGF-β também desempenha um papel fundamental na formação óssea, aumentando a quimiotaxia e a mitogénese dos precursores dos osteoblastos e estimulando a deposição da matriz de colagénio pelos osteoblastos. Além disso, o TGF-β1 regula positivamente o VEGF, promovendo assim a angiogénese. Outros membros da superfamília TGF-β incluem as BMPs, o maior subconjunto de factores de crescimento com aproximadamente 30 ligandos diferentes. As BMPs são submetidas a um processamento múltiplo e a modificações pós-transcricionais antes de formarem homodímeros de duas subunidades idênticas que se ligam a receptores heterodiméricos de serina/treonina quinase do tipo I e do tipo II. A formação deste complexo leva à ativação de Smads activadas pelo recetor (RA Smads, Smad1/Smad5/Smad8), que recrutam o co-fator Smad4 e se translocam para o núcleo. A ativação das RA-Smads, o recrutamento de Smad4 e a translocação nuclear subsequente são bloqueados por Smad6 e Smad7.

A família VEGF desempenha um papel fundamental na vasculogénese, angiogénese e linfangiogénese e é constituída pelos VEGF-A, -B, -C, -D e -E e pelo fator de crescimento da placenta. O VEGF-A é o principal membro desta família e é produzido por células endoteliais, queratinócitos, fibroblastos, células musculares lisas, plaquetas, neutrófilos e macrófagos. Promove a vasculogénese e a angiogénese, estimulando a migração e a proliferação das células endoteliais. Tem também um efeito positivo na sobrevivência das células endoteliais e desempenha um papel na estimulação da proteína anti-apoptótica Bcl-2. Além disso, os factores VEGF têm efeitos quimiotácticos nos macrófagos e granulócitos e desempenham um papel na estimulação da neurogénese. O VEGF-A actua através da ligação de dois receptores de tirosina quinase, o VEGFR-1 (Flt-1) e o VEGFR-2 (KDR), que se encontram na superfície endotelial dos vasos sanguíneos. Esta ligação leva à ativação de várias vias de sinalização celular, incluindo a fosfolipase Cγ (PL-Cγ), a fosfatidilinositol 3-quinase (PI3K), a Akt, a Ras, a Src e as proteínas quinases activadas por mitogénio (MAPK). A fosforilação do PL-Cγ estimula a libertação de Ca2+ e a ativação da proteína quinase C (PKC), que por sua vez ativa a via Raf/MEK/ERK e promove a proliferação celular. A sinalização activada pelo VEGF-A também aumenta a proliferação celular e a permeabilidade vascular através da ativação da óxido nítrico sintase endotelial (eNOS). Por fim, a ativação da Src induz a atividade da p38 MAPK, que aumenta a migração e a motilidade das células endoteliais.

Após uma lesão, as plaquetas e os macrófagos activados libertam VEGF-A e fator de necrose tumoral alfa (TNF-α), que por sua vez induzem a expressão de VEGF-A nos queratinócitos e fibroblastos. Outras citocinas e factores de crescimento actuam como factores parácrinos, estimulando a expressão de VEGF-A, incluindo TGF-β1, EGF, TGF-α, KGF, FGF-b, PDGF-BB e IL-1β. Para além disso, verificou-se que a expressão de VEGF é altamente regulada em hipoxia, uma caraterística de danos nos tecidos.

O PDGF desempenha um papel fundamental nos processos de cicatrização de feridas, uma vez que é libertado a partir da desgranulação das plaquetas. Estimula a proliferação e a quimiotaxia de neutrófilos, macrófagos, fibroblastos e células musculares lisas para o local da lesão. Também estimula os macrófagos a produzirem e segregarem outros factores de crescimento, como o TGF-β. O PDGF também participa na angiogénese, induzindo a expressão de VEGF e VEGFR-2. Por último, foi demonstrado que o PDGF estimula a proliferação de fibroblastos e, consequentemente, a produção de MEC.

APLICAÇÕES CLÍNICAS DA PRF EM MEDICINA DENTÁRIA

1. Aumento do seio maxilar
2. Reabsorção do rebordo alveolar
3. Defeitos ósseos periodontais
4. Recessão gengival
5. Bolbo alveolar
6. Doenças endodônticas

1. AUMENTO DO SEIO MAXILAR

Na área posterior do maxilar, a altura vertical insuficiente do osso alveolar devido à presença do seio maxilar, a reabsorção óssea pós-extração e a fraca qualidade e quantidade de osso alveolar podem limitar a colocação de implantes. Nestes casos, foram introduzidos, desde a década de 1980, vários procedimentos de aumento do seio maxilar para a colocação de implantes. As técnicas criam espaço entre o processo alveolar maxilar e a membrana Schneideriana elevada, que é preenchida com vários materiais de enxerto para manter o espaço adequado para a formação de novo osso. Até à data, o substituto ósseo misto PRF ou PRF tem sido utilizado apenas como material de enxerto para o aumento do seio maxilar, utilizando as abordagens lateral e crestal. A aplicação de PRF para o aumento do seio maxilar é um procedimento cirúrgico relativamente fácil e os resultados clínicos e radiológicos demonstraram ter um bom efeito na formação de novo osso. Até à data, não existe evidência de alta qualidade relativamente ao aumento do pavimento do seio maxilar utilizando apenas PRP, PRGF ou PRF.

A combinação de PRP e osso autólogo para a elevação do seio maxilar parece não proporcionar efeitos benéficos adicionais em termos de taxa de sobrevivência do implante, estabilidade do implante, altura do osso, nível de osso marginal, densidade óssea, osso laminar e volume do tecido, reabsorção do enxerto ósseo, angiogénese e cicatrização dos tecidos moles.

APRESENTAÇÃO DE CASO CLÍNICO

Foi diagnosticado um caso de atrofia grave do maxilar direito que foi submetido a um aumento do seio lateral utilizando apenas PRF num procedimento de 2 fases. Cinco implantes e uma prótese fixa tinham sido colocados no maxilar edêntulo 7 anos antes. Não apresentava qualquer patologia sistémica e era fumador. Uma imagem radiográfica inicial revelou uma perda óssea grave à volta dos implantes R3 e L2. Por conseguinte, decidiu-se remover os implantes e colocar implantes adicionais na área dos molares. Como a altura do osso sob o seio na área posterior direita era inferior a 2 mm, optou-se pela técnica da janela lateral. Primeiro, o implante R3 foi removido, o seio de simulação foi elevado utilizando a técnica da janela lateral, foram inseridos 2 coágulos PRF no interior da cavidade do seio e foi utilizada uma membrana PRF para cobrir a janela da osteotomia. Três meses após o aumento do seio, foi efectuada uma biopsia de tecido utilizando o CAS-KIT para colocação de implantes no local do enxerto utilizando PRF e foram colocados implantes (Osstem Implant Co., Busan, Coreia; TSIII: diâmetro, 4,5 mm, e comprimento, 8,5 mm) utilizando a abordagem crestal. Cinco meses após a cirurgia, os implantes estavam osteointegrados e foi efectuada a restauração. As amostras biopsiadas foram coradas com azul de toluidina e analisadas com um microscópio ótico (Olympus Co., Tóquio, Japão: BX51).

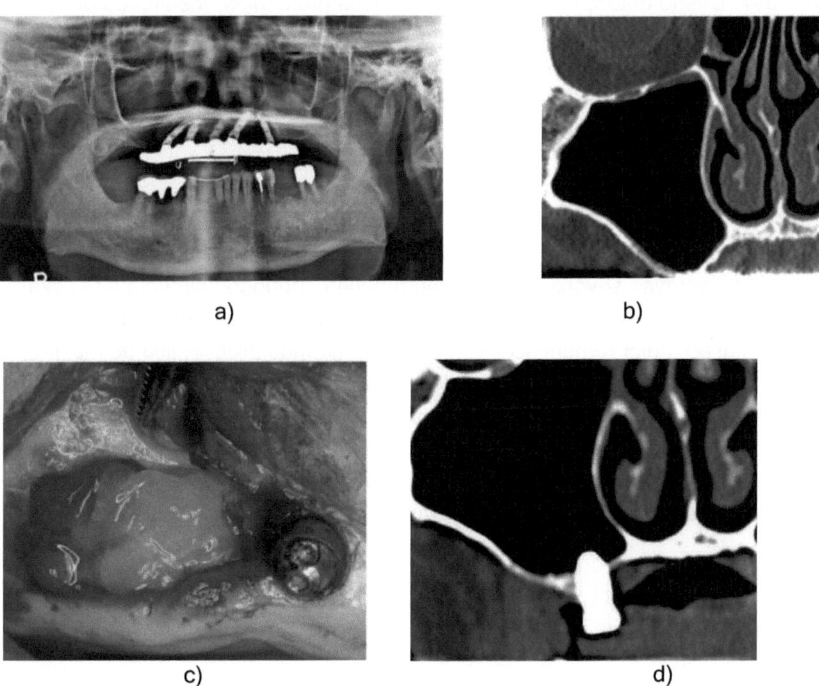

Figura 43: Procedimento de aumento do seio maxilar a) A radiografia panorâmica inicial revelou uma perda óssea grave à volta dos implantes R3 e L2. b) A TAC pré-operatória mostrou uma altura residual insuficiente na área posterior direita. C) Aumento do seio maxilar utilizando a técnica da janela lateral. d) A TAC 8 meses após o aumento do seio maxilar na primeira fase mostrou que a radiopacidade à volta do implante aumentou.

2. REABSORÇÃO DO REBORDO ALVEOLAR (ARR)

Quando um dente é removido, o osso alveolar sofre várias alterações, principalmente durante os primeiros 3 meses, que levam à reabsorção e perda do osso circundante.

Uma quantidade e qualidade óssea adequadas são um pré-requisito para o sucesso do tratamento com implantes dentários. Atualmente, têm sido propostos diferentes tratamentos para reduzir a reabsorção óssea e melhorar o tratamento com implantes.

Entre estes, a preservação do rebordo alveolar (ARP) tem mostrado resultados promissores. A PCA inclui a utilização de materiais de preenchimento na cavidade alveolar pós-extração. Muitos substitutos ósseos e outros biomateriais foram testados para a PVA. Os concentrados de plaquetas autólogos (CPs) têm sido utilizados com sucesso e são obtidos por centrifugação de sangue autólogo e têm amplas aplicações na medicina regenerativa, representando uma opção biocompatível e de baixo custo. Foram introduzidos pela primeira vez na cirurgia oral e maxilofacial por **Whitman et al. em 1997**. Desde então, foram propostos muitos protocolos, resultando em vários produtos finais com caraterísticas diferentes, que podem influenciar a quantidade e a cinética da libertação de factores de crescimento, a arquitetura da fibrina e, por conseguinte, os resultados clínicos. Foi demonstrado que os PCs promovem a cicatrização de tecidos moles, enquanto os efeitos no tecido ósseo permanecem controversos.

APRESENTAÇÃO DE CASO CLÍNICO

Um caso foi diagnosticado com falta de múltiplos dentes posteriores do primeiro quadrante e estava severamente comprometido periodontalmente. O exame radiográfico revelou a presença de raízes não extraídas nas áreas imediatamente mesial e distal ao molar remanescente. Com base no mau prognóstico do molar e na presença de raízes não extraídas, considerou-se que um plano de tratamento que envolvesse a extração do dente remanescente e das raízes, e a sua posterior substituição por uma prótese implanto-suportada, seria a melhor solução de restauração a longo prazo. De modo a maximizar a quantidade de osso disponível para a colocação de implantes, foi indicado um procedimento ARP no momento da extração.

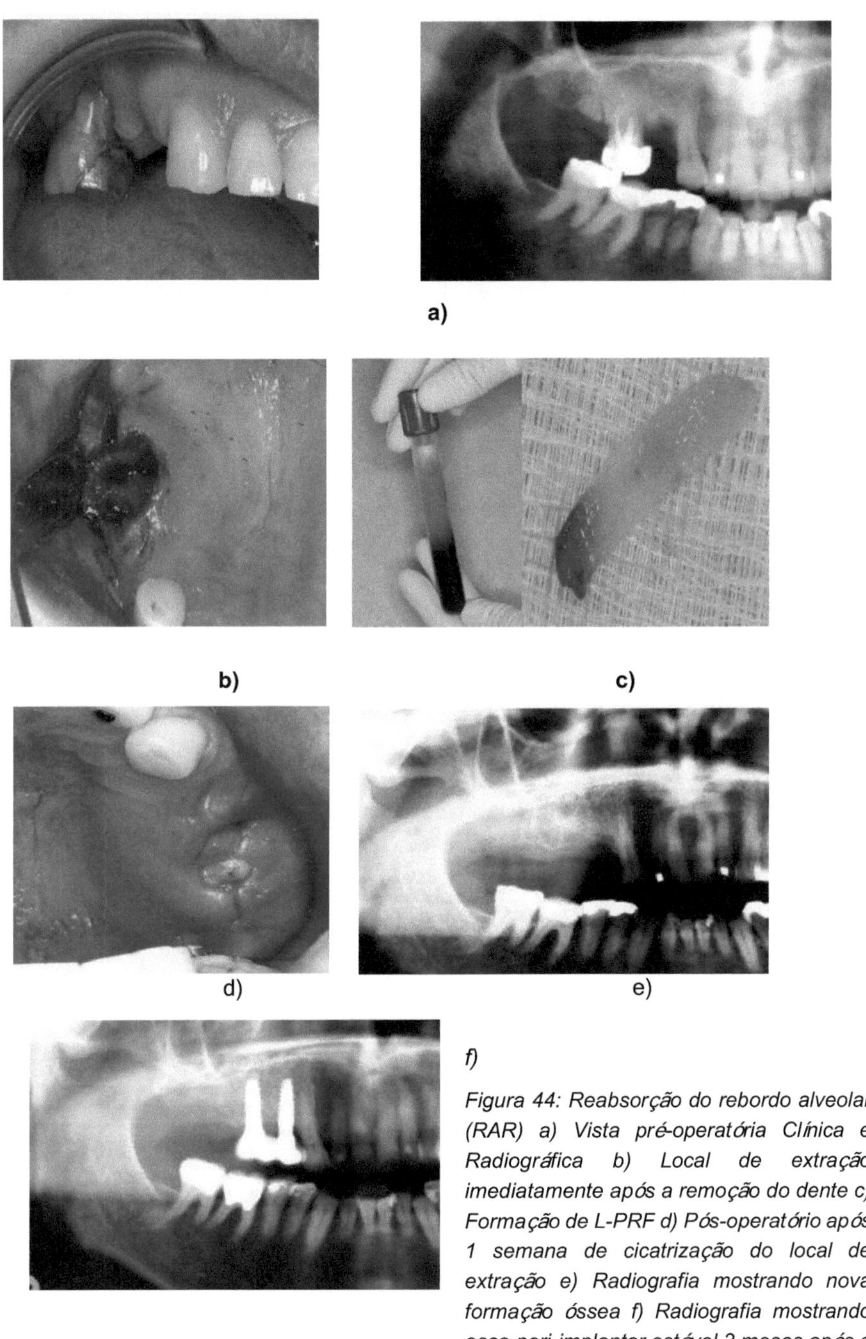

Figura 44: Reabsorção do rebordo alveolar (RAR) a) Vista pré-operatória Clínica e Radiográfica b) Local de extração imediatamente após a remoção do dente c) Formação de L-PRF d) Pós-operatório após 1 semana de cicatrização do local de extração e) Radiografia mostrando nova formação óssea f) Radiografia mostrando osso peri-implantar estável 3 meses após a restauração

3. DEFEITOS ÓSSEOS PERIODONTAIS

O objetivo da terapia periodontal não será apenas o de restaurar funcionalmente os tecidos periodontais doentes, mas também o de regenerar os tecidos histologicamente. Neste processo evolutivo, foi adoptada uma nova técnica do campo da medicina regenerativa, que envolve a morfogénese de um novo tecido utilizando três componentes, nomeadamente células, suporte e moléculas de sinalização. Isto também pode ser aplicado à regeneração periodontal, se por qualquer meio os factores acima mencionados forem colocados simultaneamente dentro dos tecidos periodontais, o que acabou por levar à utilização de concentrados de plaquetas como uma ferramenta para a regeneração de defeitos periodontais.

APRESENTAÇÃO DE CASO CLÍNICO

Foi diagnosticado um caso de sangramento gengival nos últimos 6 meses, com uma história clínica não contributiva de uma doente de 44 anos. Ao exame clínico, verificou-se uma profundidade de sondagem de 8, 6 e 7 mm com um nível de inserção clínica (NIC) de 10, 8 e 8 mm. As radiografias periapicais revelaram perda óssea em relação às áreas acima referidas. Com base nestes resultados, foi feito um diagnóstico de periodontite crónica localizada.

Para preencher o defeito ósseo, o PRF foi misturado com material de enxerto ósseo de hidroxiapatite (G-Bone, Surgicare Pharmaceuticals) e colocado no interior do defeito de duas paredes. Para cobrir a deiscência. Aos 3 meses, verificou-se uma redução da profundidade de sondagem de 8, 6 e 7 mm para menos de 2 mm nos casos 46, 47 e 48, respetivamente, tendo sido registada uma CAL de 4 mm no caso 46 e de 3 mm nos casos 47 e 48. No final do período de 9 meses, não se registou qualquer redução ou aumento da profundidade de sondagem ou dos níveis de CAL. As radiografias efectuadas no final dos 9 meses demonstraram a presença radiográfica de osso a preencher o defeito entre o 47 e o 48.

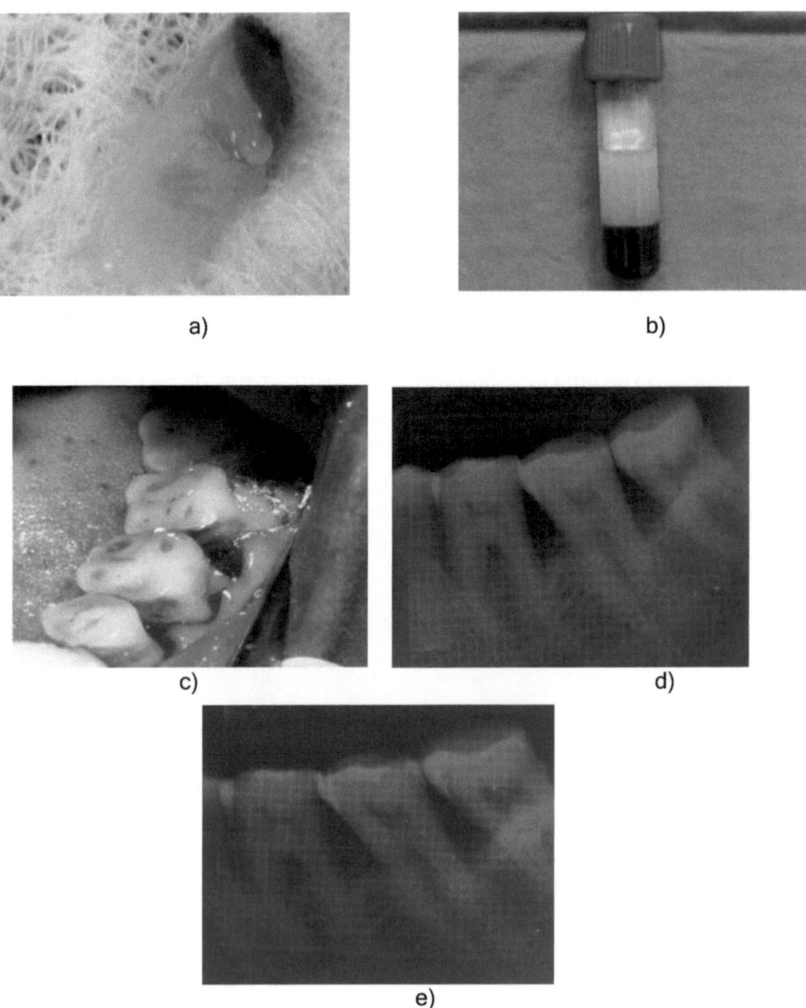

a) b) c) d) e)

Figura 45: Defeitos ósseos periodontais a) PRF preparado b) PRF feito como membrana c) PRF misturado com enxerto ósseo no local d) Radiografia pré-operatória e) Radiografia pós-operatória de 9 meses

RECESSÃO GENGIVAL

A recessão gengival é a migração apical da margem gengival para além da junção cemento-esmalte (CEJ). A recessão da gengiva resulta em perda de inserção e exposição da superfície radicular, o que causa preocupações estéticas e hipersensibilidade radicular. Foram sugeridos vários procedimentos cirúrgicos para tratar as recessões gengivais. Estes incluem o retalho posicionado lateralmente, o enxerto gengival livre, o retalho avançado coronalmente (CAF), o enxerto de tecido conjuntivo subepitelial (SCTG) e a regeneração tecidular guiada com membranas, derivado da matriz de esmalte (EMD) ou a aplicação de uma matriz dérmica acelular (ADM), plasma rico em plaquetas (PRP) e fibrina rica em plaquetas (PRF) em combinação com o CAF.

APRESENTAÇÃO DE CASO CLÍNICO

Foi diagnosticado um caso com o objetivo principal de comparar os resultados obtidos com a utilização de uma membrana de fibrina rica em plaquetas (PRF) ou de um enxerto de tecido conjuntivo (CTG) no tratamento da recessão gengival e de avaliar o impacto clínico da PRF na cicatrização precoce da ferida e no desconforto subjetivo do doente. A utilização de uma membrana de PRF no tratamento da recessão gengival proporcionou resultados clínicos aceitáveis, seguidos de uma melhor cicatrização da ferida e de uma diminuição do desconforto subjetivo do doente em comparação com as recessões gengivais tratadas com CTG.

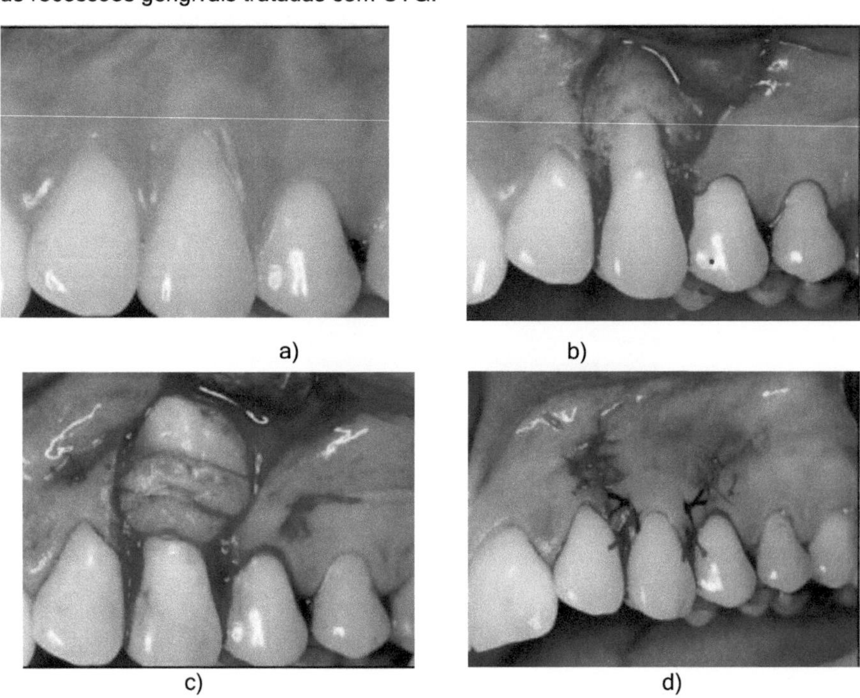

a) b)

c) d)

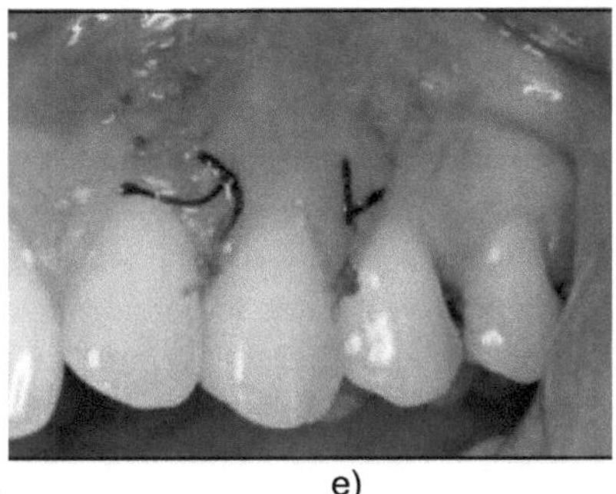

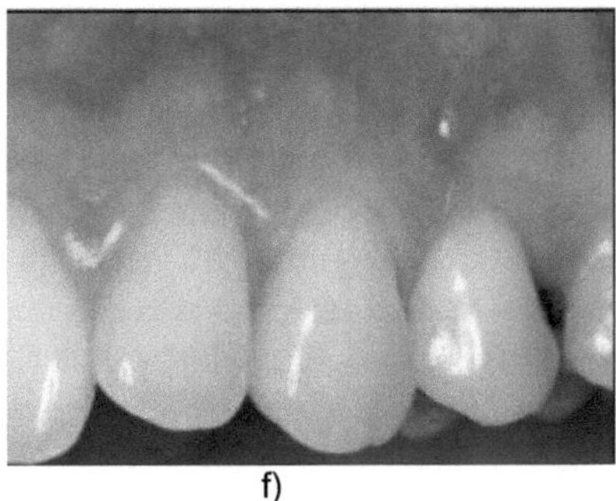

e) f)

Figura 46: Recessão gengival a) Uma recessão gengival de 3 mm no canino superior esquerdo b) Um retalho de espessura total com incisões de libertação mesial e distal foi elevado c) PRF colocado e estabilizado no local recetor d) CAF suturado sobre o PRF e) 7 dias de pós-operatório f) 6 meses de pós-operatório, foi obtida uma cobertura total da recessão.

ALVÉOLO ALVEOLAR

A extração de dentes é a intervenção cirúrgica oral mais realizada na prática dentária diária. As indicações para a extração são de etiologia diversa, tais como cáries extensas e irreparáveis, traumatismos, periodontites, formações císticas e tumorais, processos agudos e crónicos, e extracções para posterior reabilitação ortodôntica e protética. A cicatrização da ferida pós-extração desenvolve-se em quatro fases, que terminam com a fase de modelação e remodelação óssea, ou seja, aposição e reabsorção óssea. Este processo é mais pronunciado nos primeiros 6 meses após a extração dos dentes, durante os quais a reabsorção óssea do rebordo alveolar residual atinge até dois terços nos primeiros 3 meses. A preservação do rebordo alveolar residual é recomendada como o método preventivo mais previsível, económico e simples para preservar os contornos originais da base óssea no sentido horizontal e vertical. Com o objetivo de minimizar a necessidade de aumento de tecido, foram desenvolvidas várias técnicas de preservação do rebordo alveolar (ARP). Estas requerem frequentemente a utilização de material de enxerto e, por conseguinte, aumentam o risco de transmissão de doenças. A fibrina rica em leucócitos e plaquetas (L-PRF) é um concentrado de plaquetas recentemente desenvolvido que é preparado a partir do sangue do próprio paciente. A investigação clínica indicou que melhora a cicatrização de feridas e estimula a formação óssea. Apresentamos um caso em que o L-PRF foi utilizado com sucesso num procedimento ARP para facilitar a colocação de implantes num alvéolo de extração comprometido.

APRESENTAÇÃO DE CASO CLÍNICO

Foi diagnosticado um caso de dor e sintomatologia periodontal aguda na região do primeiro molar inferior direito. O exame clínico extra-oral não revelou sinais de infeção, enquanto que no exame intra-oral foi o b s e r v a d o um abcesso periodontal, com sinais de inflamação, eritema e dor à palpação. Com uma sonda periodontal, observou-se uma reabsorção vertical (4 mm) da lâmina cortical vestibular em direção apical. Devido ao estado clínico existente, e para preservar a saúde periodontal dos dentes agonistas, e posterior reabilitação implanto-protésica ou protésica, foi recomendada uma terapia cirúrgica que implicava a extração do primeiro molar inferior direito e a subsequente preservação dos alvéolos pós-extração com PRF solo. A punção venosa foi efectuada utilizando o procedimento vacutainer para obter amostras de sangue, que foram recolhidas em dois tubos A-PRF de 10 ml revestidos a vidro especialmente concebidos para o efeito. Os tubos foram colocados na centrifugadora BIOBASE LC-H4K, BIOBASE, Jinan, Guangdong, China, e centrifugados a 1200 rotações/minuto durante 8 minutos. A intervenção cirúrgica foi efectuada atraumaticamente, sem a criação de um retalho mucoperiosteal (flapless). Após a extração, procedeu-se a um desbridamento cirúrgico e a uma irrigação profusa com uma solução anti-séptica. A partir dos coágulos de PRF obtidos na caixa de PRF, formou-se o plug de PRF nos copos de Teflon e o plug de PRF foi dividido em duas partes que foram colocadas nos dois alvéolos pós-extração dos dois radixes do dente extraído, com a ajuda de uma ligeira pressão com a caixa de ferramentas de PRF, e a área foi coberta com a membrana de PRF obtida. A membrana de PRF foi estabilizada por sutura em X. No caso clínico em que o PRF foi utilizado como material de enxerto de solo, as medições clínicas mostraram uma redução da reabsorção óssea e dos tecidos moles e uma perda reduzida do volume do alvéolo pós-extração. Este facto corresponde aos resultados de vários estudos, em que o PRF foi utilizado na preservação da alvéola e na avaliação da TCFC, notificando a densidade do osso recém-formado

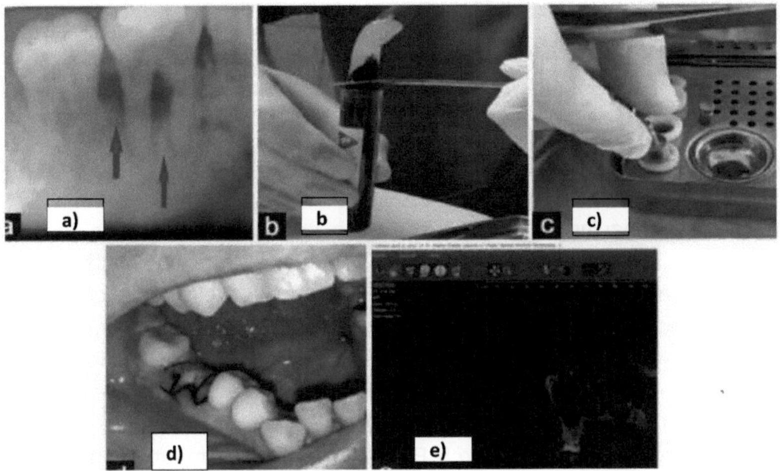

Figura 47: Preservação da cavidade alveolar (a) RTG retroalveolar; (b) preparação do coágulo de fibrina rica em plaquetas (PRF); (c) tampão de PRF; (d) PRF solo pós-operatório; (e) tomografia computorizada de feixe cónico pós-operatória - PRF solo.

DOENÇAS ENDODÔNTICAS

A preservação da polpa é importante no tratamento de exposições cariosas em dentes permanentes jovens, ou nos complexos sistemas de canais radiculares de molares decíduos. As exposições podem resultar de cáries, acidentes iatrogénicos ou lesões traumáticas. A pulpotomia é uma terapia pulpar vital em que uma porção de tecido pulpar coronal é removida cirurgicamente e o tecido radicular remanescente é coberto com um material adequado que protege a polpa de mais lesões e permite e promove a cicatrização. Vários materiais têm sido defendidos para induzir a formação de pontes de dentina através do potencial dentinogénico das células pulpares. **Em 1929, Hess** relatou uma técnica de pulpotomia utilizando hidróxido de cálcio. **Stanley (1989)** defendeu fortemente a terapia pulpar vital, e este material tem sido utilizado para a proteção de polpas dentárias expostas até aos dias de hoje. Por isso, é importante desenvolver tratamentos biocompatíveis com o objetivo de manter a vitalidade da polpa e aumentar a longevidade dos dentes. Para aumentar a taxa de sucesso, existe uma necessidade crítica de desenvolver novas terapêuticas de base biológica que reduzam a inflamação pulpar e promovam a formação de tecidos pulpares de dentina.

APRESENTAÇÃO DE CASO CLÍNICO

Foi diagnosticado um caso de dor na região posterior esquerda inferior em que a modalidade de tratamento foi a pulpotomia coronal utilizando PRF como tratamento alternativo ao tratamento de canal.

Por conseguinte, para uma preparação bem sucedida do PRF, é absolutamente essencial uma recolha rápida de sangue e uma centrifugação imediata, antes do início da cascata de coagulação. O PRF foi obtido sob a forma de uma membrana, espremendo os fluidos do coágulo de fibrina. Após a LA, a pulpotomia foi efectuada com uma broca redonda numa peça de mão de alta velocidade com irrigação abundante; o tecido pulpar coronal foi removido até ao nível do pavimento da câmara pulpar. A hemostase foi conseguida através da irrigação da cavidade com soro fisiológico estéril e bolinhas de algodão. A ferida pulpar sem coágulos de sangue foi coberta com um pequeno pedaço de PRF. Foi colocada uma camada de MTA com cerca de 2 mm de espessura sobre o PRF e foi colocada uma restauração final de cimento de ionómero de vidro. O paciente foi chamado após 1 dia para exame radiográfico e avaliação da dor pós-operatória. O paciente não apresentava dor ou desconforto e, aos 6, 12, 18 e 22 meses, o dente respondeu positivamente aos testes pulpares, e o exame radiográfico revelou um espaço do ligamento periodontal normal e um padrão ósseo trabecular próximo do normal. No vigésimo segundo mês, observou-se alguma obliteração do canal pulpar no terço apical da raiz mesial.

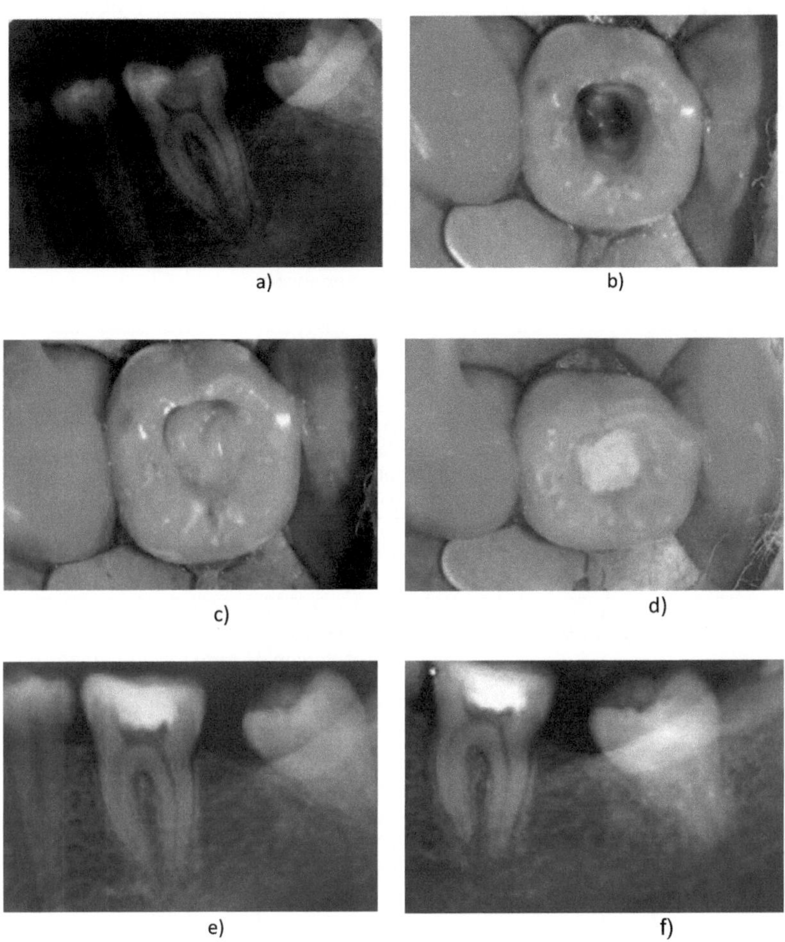

Figura 48: Pulpotomia coronal utilizando PRF a) Radiografia mostrando osteíte condensada ligeira b), c) Procedimento de pulpotomia realizado e PRF colocado sobre o tecido pulpar radicular. D) 4 MTA colocados sobre o PRF e), f) Radiografias de controlo que mostram o estado periapical aos 6 e 12 meses

Tabela 17: Aplicações clínicas dos concentrados de plaquetas em diferentes técnicas Procedimento

SR.NÃO	MATERIAL	COMPARAÇÃO	EFEITO DOS PCs
1	**AUMENTO DO SEIO MAXILAR**		
	PRF	PRF isolado, PRF vs. aloenxerto, PRF vs. xenoenxerto	PRF isolado ou combinado com aloenxertos acelera a cicatrização óssea, embora não afecte a maturação de xenoenxerto
		PRF vs membrana de colagénio	foi registada uma nova formação óssea semelhante em ambos os grupos
	PRP	PRP com xenoenxerto vs xenoenxerto	aumento do volume de osso recém-formado em PRP/ combinação de xenoenxertos
		PRP com enxerto ósseo autógeno ou substituto ósseo	O PRP não melhora o sucesso dos implantes
		PRP com enxerto ósseo vs enxerto ósseo	O PRP não acrescentou diferenças benéficas ao percentagem de osso recém-formado ou para a \ Sobrevivência do implante
2	**REABSORÇÃO DO REBORDO ALVEOLAR**		
	PRF	PRF com Ti-mesh vs. Ti-mesh	O PRF evita a exposição da malha e do osso reabsorção
		PRF/ aloenxerto vs aloenxerto	PRF aumenta a largura do rebordo alveolar, o percentagem de osso vital
		PRF/osso autógeno vs osso autógeno	a adição de PRF aumenta a largura do osso e diminui a reabsorção óssea
	PRP	PRGF isolado ou combinado com enxertos ósseos	melhora a cicatrização dos tecidos moles e reduz complicações inflamatórias
3	**DEFEITOS ÓSSEOS PERIODONTAIS**		
	prp	prp/enxerto ósseo vs. enxerto ósseo	O prp é um material adjuvante que melhora o osso regeneração, reduz a profundidade da bolsa e melhora o nível de vinculação clínica.
		prp/gtr vs. gtr	não foi encontrado qualquer efeito benéfico quando utilizado

			com Gtr
	prf	PRF isolado v/s PRF/ Desbridamento de retalho aberto	Os PRF melhoram a regeneração óssea quando combinado com OFD, enquanto que melhorar o resultado com GTR
		(OFD)	
4	**RECESSÃO GENGIVAL**		
	PRF	PRF vs. Enxerto de tecido conjuntivo	Não existem provas que apoiem a utilização de PCs no tratamento da recessão gengival
5	**ALVÉOLO ALVEOLAR**		
	L-PRF	L-PRF vs. coágulo sanguíneo	O L-PRF melhorou a preservação da largura alveolar e vestibular reduzida reabsorção óssea
	L-PRF	L-PRF vs. PRP	O L-PRF resultou numa melhor preservação de altura e largura alveolares comparadas para PRP
	PRF, PRP	PRF ou PRP vs. tomada vazia	Os PCs reduzem a osteíte alveolar em comparação com tomada vazia
	PRP, PRF	PRf ou PRP vs. encaixe vazio	Os PCs apresentaram resultados inconsistentes na regeneração de tisse duro
	PRF	PRF/Exerto ósseo/Exerto ósseo ou defeito vazio	O PRF melhora a preservação do rebordo alveolar
6	**CIRURGIA DE IMPLANTES**		
	PRF	PRF/enxerto ósseo/osso enxerto ou defeito vazio	O PRF melhora as fases iniciais da osteointegração
	PRF	PRF/Sem enxerto	O PRF aumenta a estabilidade do implante e reduz a perda óssea marginal
	PRP	PRP em torno dos dentes implante	Inconclusivo devido à falta de estudos
	PRF	PRF vs. Sem enxerto	O PRF não melhora a cicatrização óssea
	PRF	PRF vs. Cirurgia com retalho (na peri-impantite)	O PRF melhora os resultados clínicos
7	**DOENÇAS ENDODÔNTICAS**		

	PRF,PRP	PRF ou PRP	Os PCs melhoram a regeneração óssea, o desenvolvimento radicular e a recuperação da vitalidade da polpa, embora o nível de evidência era fraco
	PRF,PRP	PRF, PRP	Os PCs melhoram o desenvolvimento das raízes

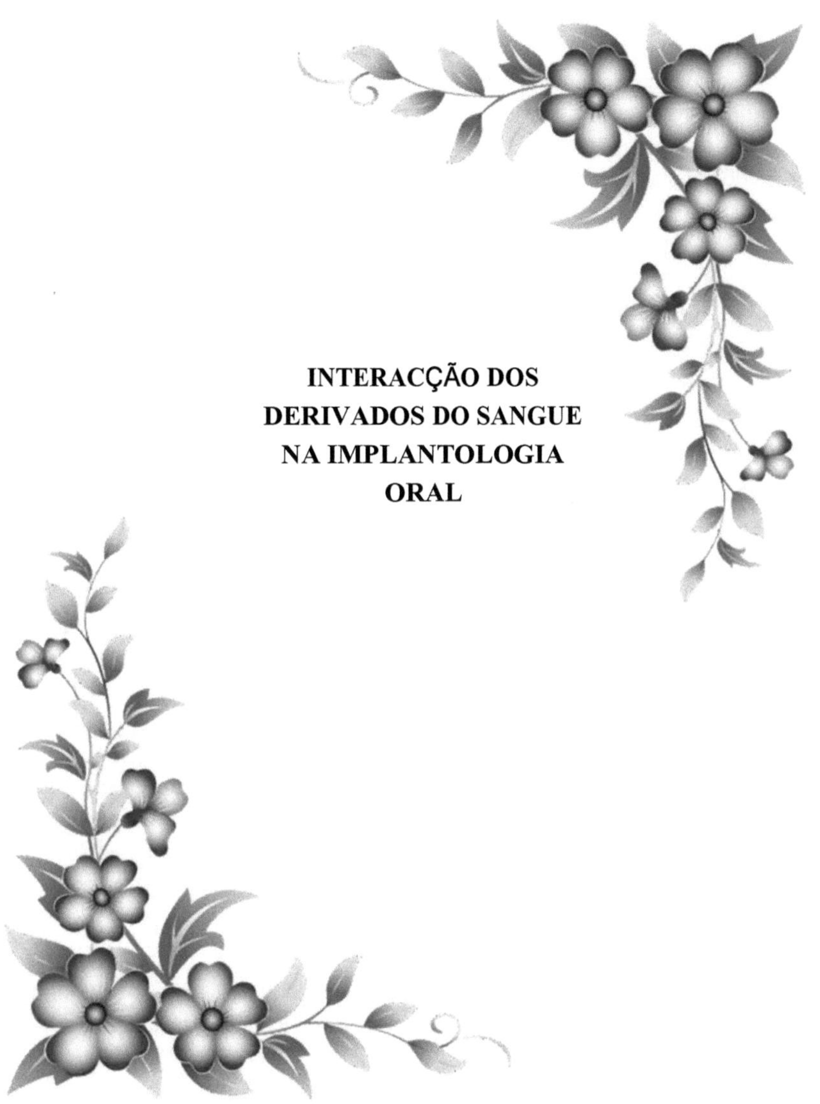

INTERACÇÃO DOS DERIVADOS DO SANGUE NA IMPLANTOLOGIA ORAL

Embora se saiba muito sobre a migração celular que ocorre durante uma variedade de condições fisiológicas e patológicas[140] , pouco se sabe sobre o efeito da microtextura da superfície na migração de células osteogénicas peri-implantares. No caso da cicatrização óssea peri-implantar, a migração das células osteogénicas ocorrerá primeiro através de uma matriz de fibrina provisória e é de esperar que seja influenciada pela libertação de citocinas e outros factores solúveis dos componentes celulares do sangue. Embora estes incluam glóbulos vermelhos, plaquetas, monócitos e neutrófilos, os principais constituintes celulares do sangue são os glóbulos vermelhos e as plaquetas, que representam quase 100% das células do sangue circulante que entrarão inicialmente em contacto com a superfície do implante. Apesar da ampla aceitação dos implantes endósseos de cpTi, pouco se sabe sobre o efeito da microtextura da superfície nas interações do sangue com esses implantes, que ocorrerão numa condição estática, sem fluxo de sangue.

INTERACÇÃO SANGUÍNEA PERI-IMPLANTAR: ADSORÇÃO DE PROTEÍNAS E FORMAÇÃO DE COÁGULOS SANGUÍNEOS

Qualquer forma de implantação de um biomaterial, dispositivo médico ou prótese irá inevitavelmente criar lesões no tecido conjuntivo vascularizado. O osso não é exceção a esta regra devido à sua natureza vascular, e o sangue enche rapidamente um defeito cirúrgico normalmente criado pela perfuração de um orifício no osso. Após o contacto com o sangue, a superfície do implante será revestida com uma camada de proteínas plasmáticas que mediarão as respostas celulares subsequentes. Dadas as elevadas concentrações de fibrinogénio, albumina, imunoglobulinas e alguns componentes do complemento no plasma, é provável que estas sejam as proteínas dominantes na superfície. No caso dos implantes endósseos, a adsorção de algumas proteínas plasmáticas presentes no plasma em concentrações muito baixas, mas que possuem maior afinidade para a superfície, será severamente limitada pela ausência de fluxo no ambiente estático. Isto sugere fortemente que, de entre as proteínas plasmáticas adsorvidas, o fibrinogénio, com a sua elevada concentração plasmática (3mg/ml), será um interveniente dominante na mediação das respostas celulares subsequentes à superfície do implante.

A formação de coágulos sanguíneos envolve a ativação dos sistemas de coagulação extrínseco e intrínseco através de uma cascata de reacções proteolíticas. O resultado final de ambas as cascatas de coagulação é a conversão da protrombina em trombina, que é capaz de produzir moléculas de fibrina monoméricas através da proteólise das moléculas de fibrinogénio.

COÁGULO DE SANGUE: "SISTEMA NATURAL DE LIBERTAÇÃO DE FÁRMACOS"

O próprio coágulo sanguíneo pode ser visto como um "sistema de libertação de fármacos" natural, no qual são libertados mitogénios, quimioatraentes, citocinas e factores de crescimento para controlar o subsequente processo de cicatrização de feridas. É de salientar que se sabe que muitos factores solúveis derivados das plaquetas, como o TGF-B e o PDGF, se associam ao coágulo de fibrina, tanto in vivo como in vitro. Além disso, citocinas como o TNF-a ligam-se diretamente ao domínio amino-terminal de 30 kDa da fibronectina. Suspeita-se que a serina protease plasmina desempenhe um papel na libertação de factores de crescimento do coágulo sanguíneo através da clivagem proteolítica, sugerindo que a cascata fibrinolítica liberta factores solúveis, como o TGF-B, do coágulo sanguíneo. Os factores solúveis associados ao coágulo sanguíneo podem facilitar a apresentação dos factores solúveis aos respectivos receptores e ajudar a criar um gradiente quimiotático imobilizado que permita a migração celular.

As caraterísticas físicas da superfície também desempenham um papel na retenção da fibrina e na resistência às forças de desabsorção subsequentes. O processo de fibrinólise também será iniciado logo após a formação do coágulo pela ação da plasmina. A presença de plaquetas activadas na interface terá um grande impacto na taxa de fibrinólise e, consequentemente, na densidade da malha de fibrina. O inibidor fisiológico mais potente da plasmina, o inibidor da a2-plasmina, é libertado pelas plaquetas e liga-se à fibrina. Recentemente, foi demonstrado que as plaquetas atrasam a lise de trombos envelhecidos em cerca de 70%, em comparação com coágulos de controlo sem células.

FORMAÇÃO DE TECIDO DE GRANULAÇÃO

O nome do tecido de granulação deriva do seu aspeto granuloso, cor-de-rosa e macio, devido à abundância de pequenos vasos sanguíneos recém-formados, que representam até 60% da massa do tecido de granulação. Estes novos pequenos vasos sanguíneos são formados por "brotamento" ou "germinação" de vasos pré-existentes, devido à proliferação, maturação e organização das células endoteliais em tubos capilares, num processo conhecido como neovascularização ou angiogénese[141] . A neovascularização permite o fornecimento de oxigénio e nutrientes ao tecido recém-formado. Isto é importante no espaço peri-implantar, uma vez que a necessidade de oxigénio excede o fornecimento no interior do coágulo sanguíneo, que não tem fornecimento vascular, resultando num ambiente hipóxico .[142]

Assim, a neovascularização está intimamente ligada à formação de novos tecidos à volta de um material implantado e está bem documentado que os vasos sanguíneos são um componente importante da formação e manutenção óssea. As observações histológicas mostram que os capilares nos tecidos em desenvolvimento e em reparação estão intimamente associados a células mesenquimatosas indiferenciadas, também conhecidas como pericitos ou células paravasculares. **Schmid et al. (1997)**

demonstraram que a formação óssea era estreitamente precedida pela neovascularização em locais de cicatrização de feridas, apontando os pericitos como uma possível fonte de células osteogénicas. De facto, os pericitos podem diferenciar-se em células osteogénicas, tanto in vivo como in vitro. **Doherty et al. (1998)** demonstraram que os pericitos da retina capilar bovina inoculados em câmaras de difusão podem diferenciar-se em cartilagem e osso quando implantados em ratinhos atímicos.

As células osteogénicas que atingem a superfície iniciarão a síntese da matriz na superfície do implante, ou seja, a osteogénese de contacto. De facto, a formação óssea inicial ocorre não só na parede óssea exposta do defeito criado cirurgicamente e nas espículas ósseas em crescimento, mas também na própria superfície do implante. É este crescimento ósseo aposicional na superfície do implante que resultará no contacto direto osso/implante.

INTERACÇÕES DE IMPLANTES DENTÁRIOS DE SUPERFÍCIE COM O SANGUE

Durante a cirurgia, os vasos sanguíneos são lesionados e, por isso, as superfícies dos implantes dentários interagem com os componentes sanguíneos. Várias proteínas plasmáticas são adsorvidas na superfície do material num minuto. As plaquetas do sangue também interagem com a superfície do implante[143] . As proteínas plasmáticas modificaram a superfície, enquanto as plaquetas activadas são responsáveis pela formação de trombos e pela coagulação do sangue. Subsequentemente, as migrações de vários tipos de células interagem com a superfície através dos receptores de integrina da membrana. Estes eventos iniciais ocorrem antes da cicatrização do tecido peri-implante. O plasma contém substâncias dissolvidas, tais como glucose, aminoácidos, colesteróis, hormonas, ureia e vários iões. A maioria destes componentes é necessária para a viabilidade das células e dos tecidos. Todas estas substâncias do sangue podem interagir com a superfície do implante, modificando assim as suas propriedades químicas, como a carga ou a hidrofobicidade. As interações do sangue com os implantes conduzem à adsorção de proteínas, que depende das propriedades da superfície do material e ocorre através de uma série complexa de etapas de adsorção e deslocamento conhecidas como efeito Vroman.

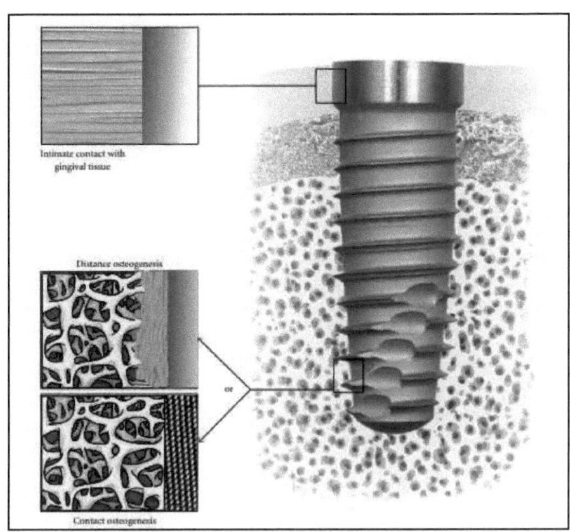

Figura 49: Integração dos tecidos do implante dentário. Note-se o contacto íntimo com o tecido gengival na parte superior e a osteogénese de contacto desejada na parte inferior cónica, em vez da osteogénese à distância.

Uma superfície hidrofílica é melhor para a coagulação do sangue do que uma superfície hidrofóbica. Consequentemente, os fabricantes de implantes dentários desenvolveram superfícies de implantes altamente hidrofílicas e rugosas que, por sua vez, apresentam uma melhor osteointegração do que as convencionais. A adsorção de proteínas como a fibronectina e a vitronectina na superfície dos implantes dentários pode promover a adesão das células através do domínio RGD de ligação celular (arg-glyasp). Esta sequência RGD interage com a integrina presente na membrana celular. As interações entre as integrinas da membrana celular e as proteínas revestidas na superfície do implante desempenham um papel fundamental na adesão de muitos tipos de células. Após a absorção das proteínas, a osteointegração é caracterizada pela adesão de plaquetas e pela formação de coágulos de fibrina no local dos vasos sanguíneos lesionados. Foi demonstrado que os implantes em contacto com plasma rico em plaquetas (PRP) com uma concentração de plaquetas de aproximadamente 1.000.000 de proteínas/µL têm um efeito positivo na osteointegração. Em concentrações mais baixas de PRP, o efeito não foi ótimo, enquanto concentrações mais elevadas resultaram num efeito paradoxalmente inibitório da regeneração óssea.

Outros estudos não concordaram com este efeito benéfico do PRP na osteointegração dos implantes dentários [A avaliação da bioatividade dos implantes dentários tratados à superfície deve ser testada in vitro utilizando fluidos biológicos que contenham componentes sanguíneos.

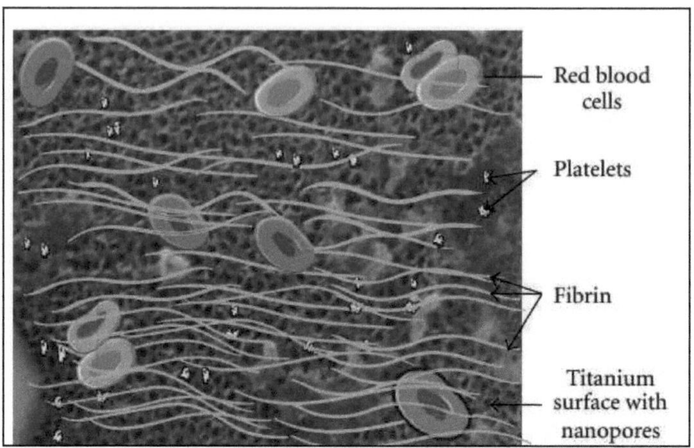

Figura 50: Interações da superfície dos implantes dentários com o sangue. Note as numerosas proteínas, glóbulos vermelhos e plaquetas activadas que levam à coagulação do sangue nos implantes.

BENEFÍCIOS DA FIBRINA RICA EM PLAQUETAS COM IMPLANTES DENTÁRIOS

1. Cicatrização mais rápida dos implantes dentários
2. Diminuição do inchaço
3. Menos dor após a cirurgia
4. Cicatrização acelerada do osso para implantes dentários
5. Melhoria da resistência da integração óssea nos implantes dentários

TRATAMENTO DE DEFEITOS ÓSSEOS PERI-IMPLANTARES

Um estudo clínico mostrou que o tratamento de defeitos peri-implantares com PRF foi clinicamente mais eficaz do que com a cirurgia de retalho convencional isolada, independentemente do tipo de defeito .[144]

Noutro estudo, também foi relatado um resultado de tratamento bem-sucedido após desbridamento e desintoxicação com um Cr,CR:YCGG posterior, seguido de preenchimento do defeito com uma hidroxiapatite sintética embebida em sangue nativo e coberta com uma membrana de PRF para evitar a infiltração de tecidos moles na área enxertada. Os autores concluíram que a utilização de PRF contribuiu para a manutenção da homeostasia do enxerto devido à libertação de factores de crescimento, contribuindo assim para o sucesso do tratamento .[145]

AUMENTO DOS REBORDOS ALVEOLARES (HORIZONTAIS E VERTICAIS) E DEFEITOS ÓSSEOS BUCAIS (GBR)

Foram relatados vários casos de aumento bem sucedido dos rebordos alveolares onde existe um defeito ósseo vestibular (ROG) utilizando PRF combinado com um substituto ósseo[146] e em casos de mandíbula posterior severamente reabsorvida.

Del Corso e Dohan (2013) sugerem que três camadas de membranas de L-PRF utilizadas isoladamente foram adequadas para serem usadas como barreira de interposição competitiva para proteger e estimular o compartimento ósseo, e como membranas de cicatrização para estimular o periósteo e a cicatrização e remodelação gengival. Foram efectuadas incisões periosteais nos retalhos para promover o seu encerramento sem tensão.

O conceito de utilização do PRF isoladamente como barreira do GBR ainda levanta muitas questões e limitações e precisa de ser investigado com ensaios clínicos aleatórios robustos para determinar as indicações adequadas e as combinações relevantes[147] . O líquido de PRF (i-PRF) pode ser injetado, ou a membrana de PRF colocada por cima do GBR, ou a membrana GTR para atuar como uma barreira de interposição para proteger e estimular o compartimento ósseo e como uma membrana de cicatrização para melhorar a cicatrização e remodelação dos tecidos moles, evitando assim a deiscência dos tecidos moles.

RISCO E COMPLICAÇÕES

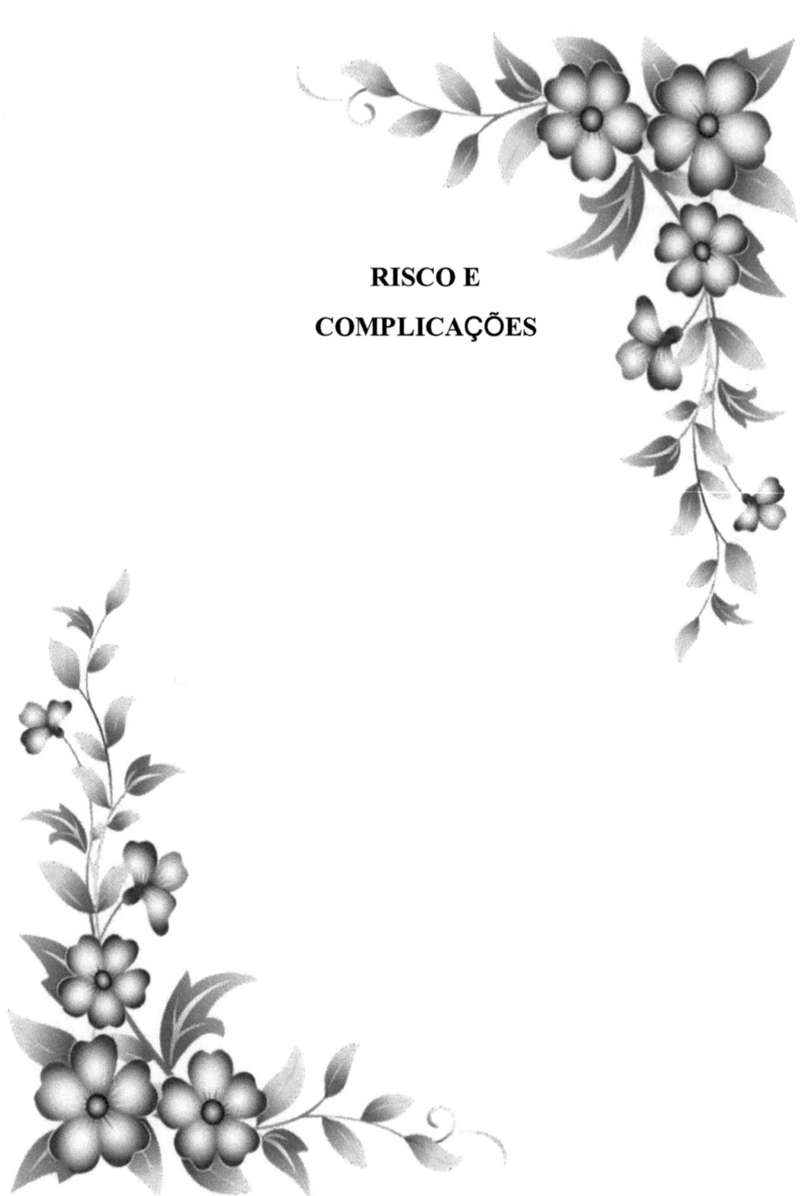

RISCOS E COMPLICAÇÕES DOS CONCENTRADOS DE PLAQUETAS

Devido à procura de melhores agentes hemostáticos e adesivos cirúrgicos, foi desenvolvida em 1970 a cola de fibrina (também designada por selante de fibrina ou gel de fibrina). É classicamente descrita como uma mistura de dois componentes em que o fibrinogénio concentrado, o fator XIII e a fibronectina são adicionados à trombina, ao cloreto de cálcio e a um inibidor da fibrinólise para formar um coágulo de fibrina. O mecanismo de ação dos adesivos de fibrina reproduz as últimas fases da coagulação, durante as quais o fibrinogénio é convertido em fibrina.[148]

As desvantagens desta cola de fibrina eram o risco de transmissão de vírus, como o vírus da imunodeficiência humana (VIH). Devido aos riscos acrescidos associados à utilização da cola de fibrina, a sua comercialização foi proibida e aumentaram as tentativas de desenvolvimento de adesivos de fibrina autólogos.[149] Em 1994, foi descrito o adesivo de fibrina autólogo, no qual o sangue do doente é colhido 1-3 semanas antes da intervenção e requer a separação de uma unidade de sangue total no componente de glóbulos vermelhos e na fração de plasma para utilização como crioprecipitado, que é descongelado durante 24 horas antes de estar pronto a ser utilizado.

Limitações-

1. Protocolo extremamente longo e complexo.
2. Potencial reação transfusional e complicação de doença infecciosa
3. Os doentes têm de cumprir os critérios do banco de sangue em termos de peso, concentração de hemoglobina, idade e estado de saúde geral. Se não o fizerem, os doentes não podem ser utilizados.

Consequentemente, para ultrapassar estes problemas e aumentar as caraterísticas intrínsecas dos selantes de fibrina, a utilização de concentrados de plaquetas aumentou consideravelmente durante a última década.

Risco potencial da utilização de PRP

- Preocupação com a utilização de trombina bovina, o fator Va bovino pode ser um contaminante em certas preparações comerciais de trombina óssea bovina, os anticorpos contra o fator Va bovino podem reagir de forma cruzada com o fator V a humano e podem produzir coagulopatias e episódios hemorrágicos raros.

As reacções adversas notificadas podem depender de uma maior sensibilização para a coagulopatia, bem como da fonte e quantidade de trombina utilizada.

Foram documentadas diferenças na pureza do produto. Uma marca de trombina **(ThrombinJMI, Jones Medical Industries, St Louis, MO)** aplica um passo de purificação adicional para diminuir a concentração do fator V para menos de 0,2 µg/ml.

Com base nas coagulopatias relatadas, **Landesberg e colaboradores** sugeriram que é necessário estudar métodos alternativos de ativação do PRP e disponibilizá-los à comunidade dentária. Landesberg e colaboradores descreveram um novo método para ativar o gel de PRP com o agente gelificante ITA (**Natrex Technologies, Greenville, NC**). Afirmaram que este método poderia ser utilizado de forma mais segura como alternativa à trombina bovina para gelificar o PRP; no entanto, não descreveram a composição específica e o mecanismo de ação do ITA. **Marx** tem utilizado a trombina bovina nos seus doentes desde 1996, sem o desenvolvimento de quaisquer coagulopatias; no entanto, a utilização de reagentes como a trombina humana recombinante ou a trombina autóloga pode evitar o risco ou a preocupação com o potencial da trombina bovina para causar coagulopatias. Em contrapartida, **Kassolis e colaboradores** utilizaram trombina autóloga para ativar o PRP nos seus doentes.

- Falta de uniformidade na preparação do PRP
- Libertação de factores de crescimento durante um curto período de tempo.

LIMITAÇÕES DO PRF

1. Só pode ser utilizado um volume limitado de PRF. Uma vez que é obtido a partir de uma amostra de sangue autólogo, as quantidades produzidas são baixas.

2. É necessário um manuseamento rápido imediatamente após a colheita. O sucesso desta técnica depende inteiramente da rapidez da colheita de sangue e da transferência para a centrifugadora. De facto, sem anticoagulante, a amostra de sangue começa a coagular quase imediatamente após o contacto com o vidro do tubo. O manuseamento rápido é a única forma de obter um coágulo de PRF clinicamente utilizável.

3. A matriz de fibrina contém todas as células imunitárias circulantes e moléculas altamente antigénicas. É por esta razão que as membranas PRF são totalmente específicas do dador e não podem constituir um tecido de enxerto alogénico.[149]

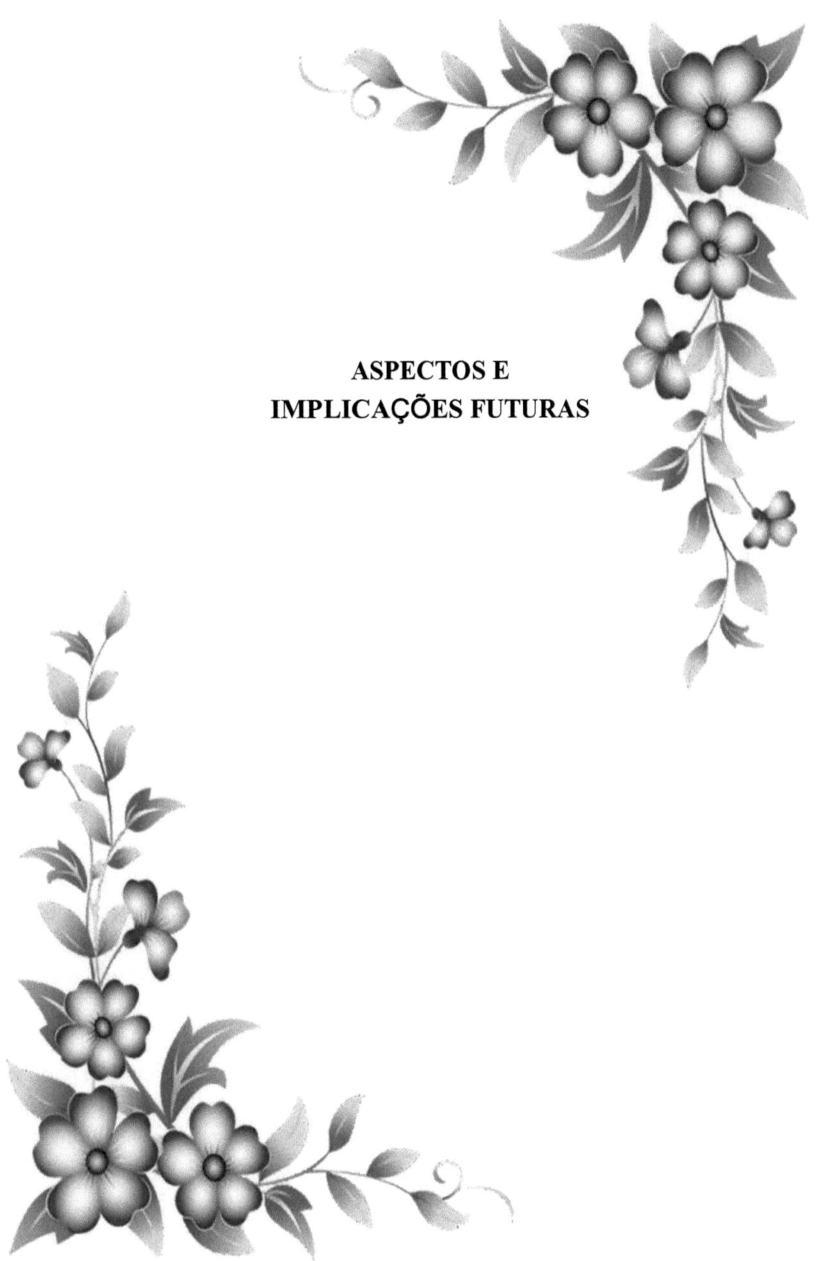

ASPECTOS E IMPLICAÇÕES FUTURAS

A utilização de derivados do sangue provenientes de fontes autólogas como estratégias terapêuticas, nomeadamente com vista à regeneração de tecidos, passou rapidamente para ensaios clínicos devido às suas vantagens inerentes em termos de potencial de tradução. No entanto, estes esforços para traduzir rapidamente a ciência fundamental em aplicações médicas conduzem a uma fraca compreensão dos mecanismos biológicos e celulares subjacentes à sua utilização.[157] A necessidade de normalização dos métodos de preparação do PRP continua a ser um argumento comum invocado para explicar as discrepâncias entre estudos e a falta de eficácia de algumas terapias baseadas no PRP em contextos clínicos. Embora as questões de normalização possam ser resolvidas através da definição de protocolos de boas práticas de fabrico e da utilização de plaquetas de um conjunto de dadores, o estabelecimento de relações claras entre o número esmagador de moléculas bioactivas presentes em diferentes formulações de derivados do sangue e os efeitos terapêuticos resultantes pode ser uma tarefa hercúlea.

A combinação de derivados do sangue com biomateriais surgiu como uma estratégia sinérgica para modular a libertação selectiva, espaço-temporal e dose controlada de moléculas sinalizadoras que orquestrarão a oscilação entre a regeneração dos tecidos e a formação de cicatrizes. O microambiente complexo presente na cicatrização de feridas, a co-entrega de várias moléculas bioactivas (por exemplo, GFs e citocinas) a partir de derivados do sangue resultará muito provavelmente num microambiente regenerativo mais eficiente do que a entrega de um único tipo de biomolécula. Até à data, a maioria das estratégias propostas para fornecer e libertar derivados do sangue de forma controlada no tempo baseou-se na utilização de sistemas nano-microparticulados como transportadores. Estes sistemas permitiram a entrega de moléculas bioactivas encapsuladas em períodos curtos (horas), apresentando um efeito temporário. Numa estratégia bottom-up, o encapsulamento físico de derivados do sangue em esponjas e hidrogéis mostrou prolongar a libertação (semanas a meses) das biomoléculas, aumentando a sua estabilidade e eficácia terapêutica. Aplicando estas estratégias relativamente simples, é possível modular o perfil de libertação de diferentes biomoléculas através da seleção racional de biomateriais (ajustando as interações matriz/biomolécula) e controlando as suas taxas de degradação. No entanto, a maioria destes sistemas continua a ser uma prova de conceito, uma vez que as suas considerações de conceção e propriedades físico-químicas requerem ainda uma maior otimização. Em particular, é necessário adicionar controlo sobre a entrega de múltiplos factores bioactivos com cinéticas de libertação distintas, a fim de permitir uma libertação temporal dinâmica que corresponda aos eventos de cicatrização de feridas.

Relativamente à coordenação espacial, a incorporação de derivados do sangue influencia o destino das células no sentido da regeneração dos tecidos, principalmente a migração, proliferação e diferenciação celulares. Por exemplo, em fibras de hidrogel 3D, o derivado do sangue aumentou a colonização e a adesão celular aos biomateriais, bem como a viabilidade celular. No entanto, estes sistemas têm limitações em termos de imitação da complexidade dos tecidos nativos e do microambiente de cicatrização de feridas (diferentes tipos de células, moléculas de sinalização e propriedades bioquímicas/biomecânicas).

O advento das tecnologias de impressão 3D/bioimpressão em aplicações TERM poderá ajudar a ultrapassar algumas das limitações relatadas, permitindo fabricar construções personalizadas com padrões 3D precisos de diferentes biomateriais, células e moléculas de sinalização. A entrega selectiva de biomoléculas a partir de derivados do sangue pode ser modulada por diferentes estratégias, incluindo a imobilização não covalente em nano-revestimentos de biomateriais (imitando as interações naturais que ocorrem na MEC) ou a funcionalização covalente da superfície do biomaterial com anticorpos, o que permite a ligação específica de moléculas bioactivas visadas. Em particular, devido à sua elevada especificidade e afinidade moleculares, a bioconjugação de anticorpos a biomateriais é uma abordagem promissora para ligar seletivamente GFs de interesse e modular o destino das células, evitando a co-entrega conflituosa de moléculas bioactivas com papéis opostos que podem ter um resultado indesejado, como factores anti-morfogénicos (por exemplo, PDGF-BB) e morfogénicos (por exemplo, VEGF). A imobilização de anticorpos[150] tem, no entanto, várias limitações que impedem a sua aplicação prática e a sua tradução clínica, tais como o custo elevado, a baixa estabilidade de conservação ou o risco imunológico associado para os seres humanos. Para explorar todo o potencial dos biomateriais sequestradores de GFs em combinação com derivados do sangue, o método de impressão molecular pode criar em polímeros sintéticos locais de reconhecimento seletivo para um modelo molecular específico, resultando em materiais que imitam os locais de combinação de anticorpos. Explorando a tecnologia de impressão molecular, seria concetualmente viável produzir biomateriais inteligentes capazes de remover componentes indesejáveis ou recrutar seletivamente as moléculas bioactivas de interesse (únicas ou múltiplas) de um conjunto de proteínas (derivado do sangue).

Outro aspeto importante para modular a administração selectiva de FG é o processamento do derivado do sangue. O fibrinogénio presente nas diferentes formulações de derivados do sangue e nos indutores da cascata de coagulação terá um impacto acentuado nas propriedades físicas da matriz de fibrina resultante e na capacidade de reter e apresentar FGs. Além disso, isto também afectará o perfil de degranulação plaquetária temporal a jusante (rápida com trombina e lenta com cálcio). Assim, diferentes estratégias de ativação afectarão a biodisponibilidade dos FGs, o que conduzirá a diferenças no processo de cicatrização de feridas e a vários efeitos a nível celular.

Exossomas derivados de plaquetas (PEx)

Devido à investigação emergente[151] , que destaca a importância dos exossomas derivados de células no desenvolvimento dos tecidos e na regulação da homeostasia. Os exossomas derivados de plaquetas (PEx) são vesículas extracelulares com diâmetro submicrométrico (40-100 nm) caracterizadas por expressarem os marcadores específicos CD9, CD63, CD81 e o marcador de origem plaquetária CD41. Sabe-se que os exossomas circulantes no sangue, dos quais os derivados das plaquetas devem representar cerca de 25%, estão envolvidos na remodelação vascular. De facto, os PEx medeiam as interações aterogénicas das plaquetas com as células endoteliais e os monócitos.

Os PEx são verdadeiros efectores da função plaquetária global e demonstraram ser altamente modulados pelas condições ambientais. Transportam vários dos mais importantes GFs de origem plaquetária, nomeadamente PDGF-BB, TGF-β1, VEGF e FGF-2. Além disso, as PEx incorporam mRNA e podem ser responsáveis pela modulação parácrina da expressão do gene ICAM-1 nas células endoteliais, mediada por mRNAs. Apesar de serem produzidas constitutivamente, o seu número e carga dependem do processo de ativação das plaquetas. Aantonen e colaboradores demonstraram que a ativação das plaquetas com cálcio produziu um maior número de exossomas do que a ativação com trombina combinada com colagénio ou lipopolissacáridos. Para aplicações biomédicas, a PEx pode ser facilmente isolada da PL ou da PRP activada por ultracentrifugação e ultrafiltração. Estudos recentes demonstraram a internalização de PEx por células estaminais mesenquimais (MSCs) e o seu efeito positivo dependente da dose na migração celular e na diferenciação osteogénica. No entanto, antes de implementar o PEx como uma abordagem de medicina regenerativa, a investigação futura necessita de explorar o conteúdo destas vesículas e compreender o seu papel fundamental no desenvolvimento dos tecidos.

Além disso, estudos futuros devem também investir mais esforços de investigação no estudo do perfil de libertação de múltiplas moléculas terapêuticas (FGs, citocinas e outras moléculas bioactivas), a fim de melhorar a compreensão geral das afinidades entre as pistas biológicas dos derivados do sangue e as matrizes biomateriais[152] . Nos últimos anos, registaram-se grandes avanços no desenvolvimento destes sistemas, mas continua a haver uma série de desafios que terão de ser enfrentados no futuro. Como conduta estratégica, a definição de protocolos de boas práticas de fabrico para normalizar o método de produção de formulações de derivados do sangue, juntamente com a compreensão contínua da biologia básica dos derivados do sangue na modulação da cicatrização de feridas, proporcionará resultados terapêuticos robustos e reprodutíveis. Além disso, os biomateriais especificamente concebidos que incorporam derivados do sangue que se ligam a biomoléculas e as sequestram, e o avanço baseado nos dispositivos de impressão 3D proporcionarão uma nova direção para a medicina dentária regenerativa.

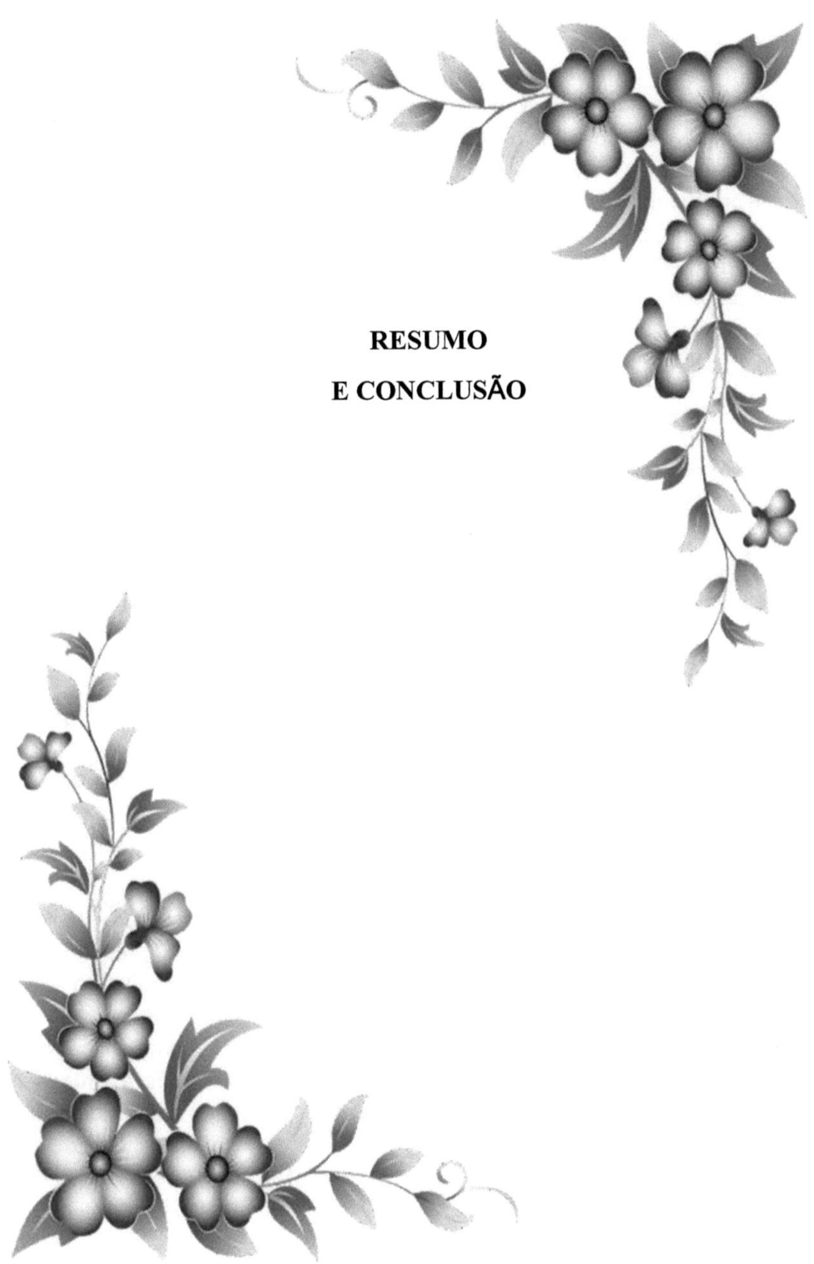

RESUMO

E CONCLUSÃO

RESUMO E CONCLUSÃO

O mundo dos concentrados de plaquetas no domínio da medicina dentária regenerativa tem um grande número de colas ou biomateriais autólogos disponíveis. Para efeitos de regeneração, os PRP são frequentemente considerados como colas de fibrina melhoradas; no entanto, o PRF pode ser considerado como um biomaterial de fibrina densa com propriedades biomecânicas. Um coágulo de fibrina de alta densidade pode servir de matriz de cicatrização biológica, apoiando a migração celular e a libertação de citocinas, o que alarga consideravelmente o leque das suas potenciais aplicações. O coágulo de PRF continha a maior parte das plaquetas e leucócitos de uma amostra de sangue, e a sua distribuição apresenta-se sob a forma de gel, membrana, líquido ou osso pegajoso.

As principais vantagens e caraterísticas do PRF são: a aceleração da regeneração óssea em defeitos intra-ósseos ou supra-ósseos, principalmente em implantes dentários; alto potencial de regeneração tecidual; o PRF é capaz de transformar células-tronco adultas em células específicas para a formação de tecidos ósseos e gengivais; capacidade de regenerar a rede de vascularização tecidual e a necessidade de remoção de osso de outra parte do corpo para enxerto ósseo pode ser possível, tornando o procedimento mais confortável para o paciente. Outras vantagens são o seu método de fabrico ser mais simples, eficaz e com baixo custo de preparação.

A adição de PRF aos materiais de enxerto constituem várias novas técnicas terapêuticas. A aceleração do processo de cicatrização pelo PRF torna o local cirúrgico menos sensível a agressões, reduzindo a sensibilidade pós-operatória e actuando a favor da estética. Este é chamado de enxerto autólogo, pois o plasma utilizado neste processo é do próprio paciente e não apresenta risco de infecções.

Existem diferentes formas e materiais utilizados no enxerto ósseo. No entanto, a escolha do melhor método é feita pelo médico dentista em conjunto com o paciente tendo em conta as particularidades de cada caso. A fibrina rica em plaquetas ajuda na regeneração dos tecidos e torna a cicatrização mais eficaz e qualificada, tanto dos ossos como dos tecidos. A PRF ajuda a regenerar os tecidos podendo reparar muitos danos causados por recessões peri-implantares, no levantamento de seio maxilar ajuda na cicatrização rápida acelerando a integração óssea dos implantes. As membranas de PRF podem ser utilizadas em todos os pacientes para a cicatrização de tecidos moles, reduzindo o risco de necrose dos retalhos após a cirurgia. Os fragmentos de PRF actuam como conectores biológicos entre os materiais de enxerto. A rede de fibrina facilita a migração celular, a neo-angiogénese, a vascularização e a sobrevivência do enxerto. As citocinas plaquetárias são gradualmente libertadas à medida que a matriz de fibrina é reabsorvida. Autorregulação do fenómeno inflamatório no local do enxerto devido à presença de leucócitos e citocinas. O PRF pode ser aplicado em várias técnicas para fins curativos e regenerativos, mas um conhecimento adequado do biomaterial e das suas limitações também deve ser avaliado e tido em conta aquando da sua utilização diária em qualquer procedimento terapêutico.

Seguiu um padrão tridimensional produzido pelo processo de centrifugação. O conhecimento correto da arquitetura do PRF é muito importante para uma utilização fundamentada dos coágulos e membranas de PRF em várias situações clínicas. O PRF pela técnica de Choukroun é uma técnica simples e económica para a regeneração bem sucedida dos tecidos periodontais. A principal vantagem é que a preparação do PRF utiliza o sangue do próprio paciente, reduzindo ou eliminando a transmissão de doenças através do sangue. No futuro, são necessários mais estudos e ensaios clínicos para investigar as potenciais aplicações do PRF no domínio da regeneração periodontal e da engenharia de tecidos e para alargar as suas aplicações clínicas.

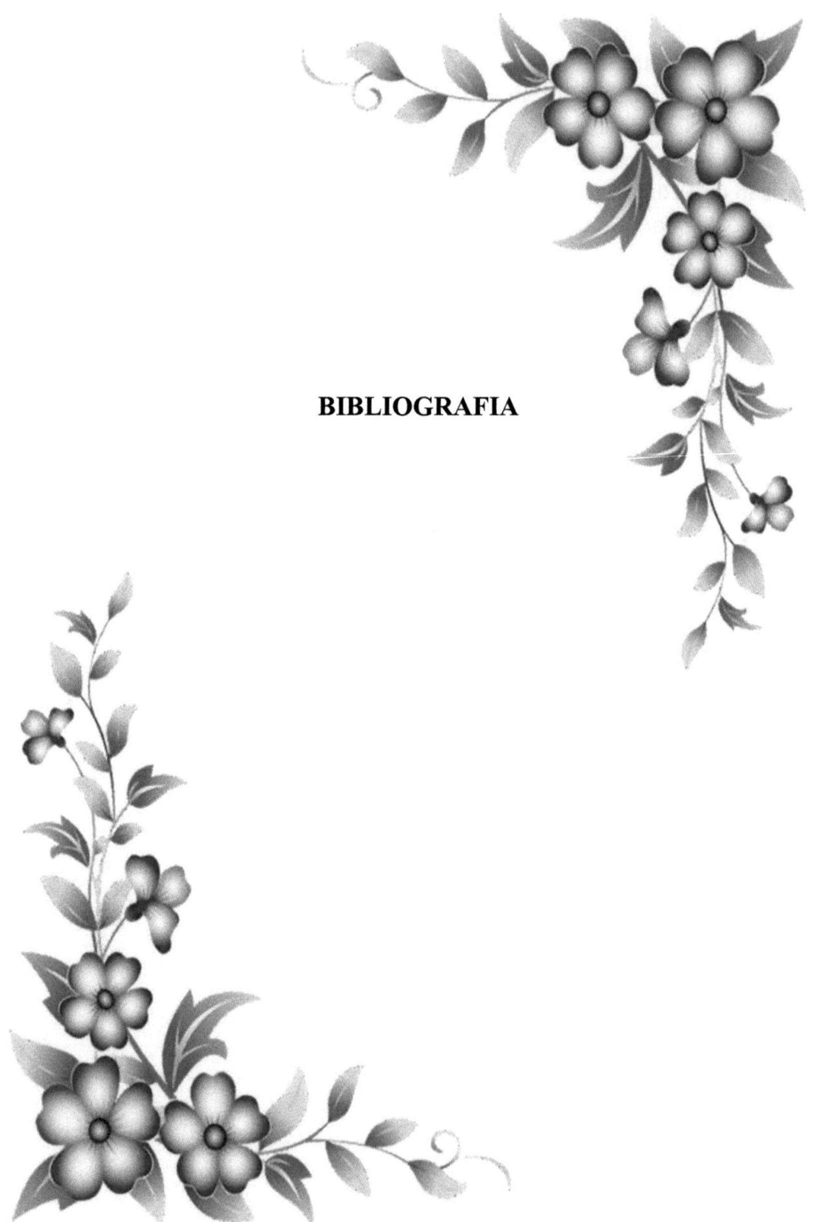

BIBLIOGRAFIA

1. K Sembulingam, Prema Sembulingam. Essentials of medical physiology (Fundamentos de fisiologia médica). 6th Ed Jaypee Brothers Medical Publishers; 2013.

2. Hendry C, Farley A, McLafferty E e Johnstone C. O sistema digestivo: parte 2. Nursing Standard. 2014;28(25):37-44.

3. Siu FW e Brodwin ER. Sistemas do corpo humano. Medical, Psychosocial and Vocational Aspects of Disability (Aspectos médicos, psicossociais e profissionais da deficiência).2009:17-38.

4. Ashton N. Physiology of red and white blood cells (Fisiologia dos glóbulos vermelhos e brancos). Anaesth. Intensive Care Med. 2007;8(5):203-208.

5. Barreira da Silva R e Münz C. Natural killer cell activation by dendritic cells: balancing inhibitory and activating signals. Cell. Mol. Life Sci. 2011;68:3505-3518.

6. Razzak A, Jenkins S e Smart K. Autologous blood products and their role within dentistry (Produtos sanguíneos autólogos e o seu papel na medicina dentária). Dent Update. 2019;46(7):676-683.

7. Shirbhate U e Bajaj P. Third-generation platelet concentrates in periodontal regeneration: gaining ground in the field of regeneration (Concentrados de plaquetas de terceira geração na regeneração periodontal: ganhando terreno no campo da regeneração). Cureus. 2022;14(8).

8. Chaudhuri SK. Concise medical physiology. 1st Ed. Nova Central Book Agency, Reimp; 2008.

9. da Silva FM, Massart-Leën AM e Burvenich C. Desenvolvimento e maturação dos neutrófilos. Vet Q. 1994;16(4):220-225.

10. Galligan C, Yoshimura T. Phenotypic and functional changes of cytokine-activated neutrophils (Alterações fenotípicas e funcionais dos neutrófilos activados por citocinas). The neutrophil. 2003; 83: 24-44.

11. Rosales C. Neutrophil: a cell with many roles in inflammation or several cell types. Front. Physiol. 2018; 9: 324475.

12. Lind S. Free Fatty Acid Recetor 2-AG protein coupled recetor with unique signaling properties in neutrophils. 2022.

13. Baggiolini M. As enzimas dos grânulos dos leucócitos polimorfonucleares e as suas funções. Enzyme. 2017;13(1-3):132-160.

14. DeWitt GV, Cob b CM e Killoy WJ. O abcesso periodontal agudo: Penetração microbiana na parede do tecido mole.Int J Periodontics Restorative Dent.1985;5(1):38-51.

15. Xu D e Lu W. Defensins: a double-edged sword in host immunity (Defensinas: uma faca de dois gumes na imunidade do hospedeiro). Front immunol. 2020 ;11:764.

16. Sharma CG e Pradeep AR. Anti-Neutrophil Cytoplasmic Autoantibodies: Um Paradigma Renovado na Patogénese da Doença Periodontal, J Periodontol. 2006;77(8):1304-1313.

17. Levy O. Antibiotic proteins of polymorphonuclear leukocytes. Eur. J. Haematol. 1996 ;56(5):263-77.

18. Foubert TR. Flavocitocromo b de neutrófilos humanos: estrutura e função. Universidade Estadual de Montana; 2002.

19. Mathew J e Sankar P, Varacallo M. Fisiologia, plasma sanguíneo.2018.

20. Benjamin RJ e McLaughlin LS. Plasma components: properties, differences, and uses. Transfusion. 2012; 52:9S-19S.

21. Peters T. Serum albumin. The plasma proteins: structure, function, and genetic control. Putman FW. 1975;1:256-280.

22. O'Connell, T, Horita, T. J e Kasravi, B. Understanding and interpreting the serum protein electrophoresis. Am fam physician.2005; 71:105-110.

23. Pasantes-Morales, H, Wright, C E e Gaull, G E. J. nutr. 1984;114(12): 2256- 2261.

24. Busher, J. T, Serum albumin and globulin, Clinical methods: A história, o exame físico e o exame laboratorial. 1990. 3:497-499.

25. Meyer, E J, Nenke , M. A., Rankin, W., Lewis, J. G. e Torpy, D. J. Horm Metab Res. 2016;48(06): 359-371.

26. Pieters, Mand Wolberg, A. S. Fibrinogénio e fibrina : uma ilustrado. Res. pract. thromb. Haemost. 2019; 3(2):161-172.

27. Spraggon, G, Everse, S J e Doolittle, R F. Nature. 1997; 389(6650): 455-462.

28. Menores DS. Hemostasia, plaquetas sanguíneas e coagulação. Anaesth. Intensive Care Med. 2007; 8(5):214-216.

29. Sephel GC e Woodward SC. Reparação, regeneração e fibrose. Rub path. 2001:84-117.

30. F.M. Chen, Y. An, R. Zhang, M. Zhang. New insights into and novel applications of release technology for periodontal reconstructive therapies (Novas perspectivas e novas aplicações da tecnologia de libertação para terapias de reconstrução periodontal). J. Control Release. 2011; 149(2): 92-110.

31. R.E. Marx, Plasma rico em plaquetas (PRP): o que é PRP e o que não é PRP?, Implant Dent. 2001; 10(4): 225-228.

32. I.B. Copland, M.A. Garcia, E.K. Waller, J.D. Roback e J. Galipeau. O efeito do fibrinogénio de lisado de plaquetas na funcionalidade das MSCs em imunoterapia. Biomaterials. 2013; 34(32): 7840-7850.

33. M.B. Zucker, M.W. Mosesson, M.J. Broekman e K.L. Kaplan, Release of platelet fibronectin (cold-insoluble globulin) from alpha granules induced by thrombin or collagen; lack of requirement for plasma fibronectin in ADP-induced platelet aggregation. Blood. 1979; 54(1):8-12.

34. E. Anitua, R. Prado, S. Padilla e G. Orive. Platelet-rich plasma scaffolds for tissue engineering: more than just growth factors in three dimensions. Platelets. 2015; 26(3): 281-282.

35. J.W. Weisel, R.I. Litvinov, Mechanisms of fibrin polymerization and clinical implications

(Mecanismos de polimerização da fibrina e implicações clínicas), Am. J. Hematol. 2013; 121(10):1712-1719.

36. Hatakeyama, E. Marukawa, Y. Takahashi e K. Omura, Effects of platelet-poor plasma, platelet-rich plasma, and platelet-rich fibrin on healing of extraction sockets with buccal dehiscence in dogs. Tissue Eng. Part A. 2014; 121(10): 874-882.

37. Chakiath. J e Chittoria. R. Role of Platelet Poor Plasma (Papel do plasma pobre em plaquetas). Indian J Comm Dis. 2022;8(2):57-59.

38. Franco D, Franco T, Schettino AM, Filho JM e Vendramin FS. Protocolo para obtenção de plasma rico em plaquetas (PRP), plasma pobre em plaquetas (PPP) e trombina para uso autólogo. Aesthetic Plast. Surg. 2012; 36:1254-1259.

39. Sultan A. Preparação em cinco minutos de plasma pobre em plaquetas para testes de coagulação de rotina. EMHJ. 2010; 16 (2): 233-236.

40. Brennan M. Fibrin glue. Blood reviews. 1991;5(4):240-244.

41. D.M. Dohan Ehrenfest, L. Rasmusson e T. Albrektsson, Classification of platelet concentrates: from pure platelet-rich plasma (P-PRP) to leucocyte- and platelet-rich fibrin (L-PRF). Trends Biotechnol. 2009; 95(22): 158-167.

42. Pallotta, J.A. Kluge, J. Moreau, R. Calabrese, D.L. Kaplan e A. Balduini. Caraterísticas dos géis de plaquetas combinados com seda. Biomaterials. 2014; 35(11): 3678- 3687.

43. R. Crespo-Diaz, A. Behfar, G.W. Butler, D.J. Padley, M.G. Sarr, J. Bartunek, A.B. Dietz e A. Terzic. O lisado de plaquetas constituído por um proteoma de reparação natural apoia a proliferação de células estaminais mesenquimais humanas e a estabilidade cromossómica, Cell Transplant. 2011; 20(6): 797-811.

44. D.M. Dohan Ehrenfest, I. Andia, M.A. Zumstein, C.Q. Zhang, N.R. Pinto e T. Bielecki. Classificação dos concentrados de plaquetas (Plasma Rico em Plaquetas-PRP, Fibrina Rica em Plaquetas-PRF) para utilização tópica e infiltrativa em medicina ortopédica e desportiva: consenso atual, implicações clínicas e perspectivas. Muscles Ligaments Tendons J. 2014; 4(1): 3-9.

45. J.M. DeLong, R.P. Russell e A.D. Mazzocca. Plasma rico em plaquetas: o sistema de classificação PAW, Arthroscopy. 2012; 28(7): 998-1009.

46. Hajdu SI. Uma nota da história: A descoberta das células sanguíneas. Ann Clin Lab Sci. 2003;33(2):237-238.

47. Zielins ER, Atashroo DA e Maan ZN. Cicatrização de feridas: Uma atualização. Regen Med. 2014 ;9(6): 817-830.

48. Raeissadat SA, Babaee M e Rayegani SM. Uma visão geral dos produtos plaquetários (PRP, PRGF, PRF, etc.) nos estudos iranianos. Ciência do Futuro OA. 2017;3(4): 231- 238.

49. Vassallo R. Scott Murphy. MD: pioneiro no armazenamento de plaquetas. Transfus Med Rev. 2011;25(2):156-161.

50. Aster RH. Blood platelet kinetics and platelet transfusion (Cinética das plaquetas no sangue e transfusão de plaquetas). J Clin Invest. 2013;123(11):4564-4565.

51. Ra Hara G e Basu T. Platelet-rich plasma in regenerative medicine (Plasma rico em

plaquetas na medicina regenerativa). Biomed Res Ther. 2014; 1: 25-31.

52. Fredriksson L, Li H e Eriksson U. The PDGF family: four gene products form five dimeric isoforms. Cytokine Growth Fator Rev. 2004;15(4):197-204.

53. Khan F, Parayaruthottam P e Roshan G. Platelets and their pathways in dentistry: systematic review. J Int Soc Prevent Communit Dent. 2017;7(2):55-60.

54. Cervelli V, Bocchini I e Di Pasquali C. P.R.L. lipotransferência rica em plaquetas: a nossa experiência e o estado atual da arte na utilização combinada de gordura e PRP. Biomed Res Int. 2013; 2013(1) :4341-91.

55. Girijala RL, Riahi RR e Cohen PR. Plasma rico em plaquetas para o tratamento da alopecia androgénica: Uma revisão abrangente. Dermatol Online J. 2018;24(7):130-50.

56. Ghanaati S, Herrera-Vizcaino C e Al-Maawi S. Quinze anos de fibrina rica em plaquetas em medicina dentária e cirurgia oromaxilofacial: qual é o nível de evidência científica? J Oral Implantol. 2018;44(6):471-492.

57. Gentile P, Calabrese C e De Angelis B. Impacto dos diferentes métodos de preparação para obter plasma autólogo rico em plaquetas não ativado (A-PRP) e plasma rico em plaquetas ativado (AA-PRP) em cirurgia plástica: avaliação da cicatrização de feridas e do crescimento do cabelo. Int J Mol Sci. 2020;21(2):431-450.

58. Dhurat R, Sukesh M. Principles and methods of preparation of platelet-rich plasma: a review and author's perspective. J Cutan Aesthet Surg . 2017;(4):189-197.

59. Maghsoudi O, Ranjbar R, Mirjalili SH e Fasihi-Ramandi M. Inhibitory activities of platelet-rich and platelet-poor plasma on the growth of pathogenic bacteria. Irão. J. Pathol 2017;12(1):79-89.

60. Floryan KM e Berghoff WJ. Intraoperative use of autologous platelet-rich and platelet-poor plasma for orthopedic surgery patients. Jornal da AORN. 200; 80(4)

:667-674.

61. da Fonseca L, Santos GS, Huber SC, Setti TM, Setti T, Lana JF. Lisado de plaquetas humanas - um potente (e negligenciado) ortobiológico. J Clin Orthop Trauma. 2021; 21:101534.

62. Meftahpour V, Malekghasemi S, Baghbanzadeh A, Aghebati-Maleki A, Pourakbari R, Fotouhi A e Aghebati-Maleki L. Platelet lysate: a promising candidate in regenerative medicine. Regen. Med. 2021;16(01):71-85.

63. N. Fekete, M. Gadelorge, D. Furst, C. Maurer, J. Dausend, S. Fleury-Cappellesso,

V. Mailander, R. Lotfi, A. Ignatius, L. Sensebe, P. Bourin, H. Schrezenmeier e

M.T. Rojewski, Platelet lysate from whole blood-derived pooled platelet concentrates and apheresis-derived platelet concentrates for the isolation and expansion of human bone marrow mesenchymal stromal cells: production process, content and identification of active components, Cytotherapy. 2012; 22:540-554.

64. Preeja C e Arun S. Fibrina rica em plaquetas: O seu papel na regeneração periodontal. Saudi J. Dent. Res. 2014;5(2):117-122.

65. Borie E, Oliví DG, Orsi IA, Garlet K, Weber B, Beltrán V e Fuentes R. Aplicação de fibrina

rica em plaquetas em medicina dentária: uma revisão da literatura. Int. J. Clin. Exp. 2015;8(5):7922.

66. Mohan SP, Jaishangar N, Devy S, Narayanan A, Cherian D e Madhavan SS. Plasma rico em plaquetas e fibrina rica em plaquetas na regeneração periodontal: uma revisão. J Pharm Bioallied Sci. 2019;11: 126-130.

67. Dohan DM, Choukroun J, Diss A, Dohan SL, Dohan AJ, Mouhyi J e Gogly B. Fibrina rica em plaquetas (PRF): Um concentrado de plaquetas de segunda geração. Parte I: Conceitos tecnológicos e evolução. Oral Surg Oral Med Oral Pathol Oral Radiol Endod. 2006;101: 37-44.

68. Dohan DM, Choukroun J e Diss A. Fibrina rica em plaquetas (PRF): Um concentrado de plaquetas de segunda geração. Parte II: Caraterísticas biológicas relacionadas com as plaquetas. Oral Surg Oral Med Oral Pathol Oral Radiol Endod. 2006;101:45-50.

69. Dohan Ehrenfest DM, Del Corso M, Diss A e Mouthyi J. Arquitetura tridimensional e composição celular do coágulo e da membrana de fibrina rica em plaquetas de Choukroun. J Periodontol 2010;81(4):546-555.

70. Hinsbergh V, Collen A, Koolwijk P. Role of fibrin matrix in angiogenesis (Papel da matriz de fibrina na angiogénese). Ann N Y Acad Sci 2001: 936:426-37.

71. Dohan DM, Choukroun J, Diss A, Dohan SL, Dohan AJ, Mouhyi J e Gogly B. Fibrina rica em plaquetas (PRF): um concentrado de plaquetas de segunda geração. Parte III: ativação leucocitária: uma nova caraterística dos concentrados de plaquetas? Oral Surg Oral Med Oral Pathol Oral Radiol Endod 2006; 101: 51-55.

72. Su CY, Kuo YP, Tseng YH, Su CH e Burnouf T. Libertação in vitro de factores de crescimento da fibrina rica em plaquetas (PRF): uma proposta para otimizar as aplicações clínicas da PRF. Oral Surg Oral Med Oral Pathol Oral Radiol Endod 2009; 108(1): 56-61.

73. Simonpieri A, Del Corso M, Sammartino G e Dohan Ehrenfest DM. A relevância da fibrina rica em plaquetas de Choukroun e do metronidazol durante reabilitações maxilares complexas utilizando aloenxerto ósseo. Parte I: um novo protocolo de enxerto. Implant Dent 2009; 18: 102-11.

74. Panda S, Jayakumar ND, Sankari M, Varghese SS e Kumar DS. Fibrina rica em plaquetas e xenoenxerto no tratamento de defeitos intra-ósseos. Contemp Clin Dent. 2014;5(4):550-554.

75. Connell SMO. Questões de segurança associadas ao método de fibrina rica em plaquetas. Oral Surg Oral Med Oral Pathol Oral Radiol Endod. 2007;103:587.

76. Dohan DM, Del Corso M e Charrier JB. Análise da citotoxicidade da PRF (Fibrina Rica em Plaquetas) de Choukroun numa vasta gama de células humanas: a resposta a uma controvérsia comercial. Oral Surg Oral Med Oral Pathol Oral Radiol Endod. 2007; 103:587-93.

77. He L, Lin Y, Hu X, Zhang Y e Wu H. Um estudo comparativo da fibrina rica em plaquetas (PRF) e do plasma rico em plaquetas (PRP) no efeito da proliferação e diferenciação de osteoblastos de rato in vitro. Oral Surg Oral Med Oral Pathol Oral Radiol Endod. 2009;108(5):707-713.

78. Makki AZ, Alsulami AM, Almatrafi AS, Sindi MZ e Sembawa SN. A eficácia da fibrina rica em plaquetas avançada em comparação com a fibrina rica em plaquetas e leucócitos no

resultado após a cirurgia dentoalveolar. Int J Dent. 2021, 2021(1):66868- 87.

79. Suwondo CI, Herawati D e Sudibyo S. Efeito de aplicações avançadas de fibrina rica em plaquetas na regeneração periodontal no tratamento de bolsas infra-ósseas. Majalah Kedokteran Gigi Indonesia. 2019; 4:154-180.

80. Liu YH, To M, Okudera T, Wada-Takahashi S, Takahashi SS, Su CY e Matsuo M. A fibrina avançada rica em plaquetas (A-PRF) tem um impacto na cicatrização inicial da regeneração gengival após a extração de dentes. J Oral Biosci. 2022. 64:141-147.

81. Masuki H, Okudera T e Watanebe T. Factores de crescimento e conteúdo de citocinas pró-inflamatórias no plasma rico em plaquetas (PRP), plasma rico em factores de crescimento (PRGF), fibrina avançada rica em plaquetas (A-PRF) e factores de crescimento concentrados (CGF). Int J Implant Dent. 2016; 2(1): 1-6.

82. Sousa F, Machado V, Botelho J, Proença L, Mendes JJ e Alves R. Efeito da aplicação de A- PRF na cicatrização de feridas palatinas após colheita de enxerto gengival livre: um estudo prospetivo randomizado. Eur J Dent. 2020; 14:63- 69.

83. Lei L, Yu Y, Ke T, Sun W e Chen L. A aplicação do modelo de impressão tridimensional e da tecnologia de fibrina rica em plaquetas na cirurgia de regeneração de tecidos guiada para defeitos ósseos graves. J Oral Implantol. 2019; 45(1):35-43.

84. Pavlovic V, Ciric M, Jovanovic V, Trandafilovic M e Stojanovic P: Fibrina rica em plaquetas: noções básicas de acções biológicas e modificações de protocolos. Open Med (Guerras). 2021;16(1) :446-54.

85. Murugan. T, Jayakumar ND e Ganapathy. D. Role of injectable Platelet Rich Fibrin (iPRF) in Periodontal Therapy - A report on current evidence. J Popl Ther Clin Pharmacol .2023 ;30(12):181-189.

86. Csifó-Nagy BK, Sólyom E, Bognár VL, Nevelits A e Dőri F. Eficácia de uma nova geração de fibrina rica em plaquetas no tratamento de defeitos intra-ósseos periodontais: um ensaio clínico aleatório. BMC Saúde Oral. 2021; 21:580-590.

87. Simões-Pedro M, Troia PM, Dos Santos NB, Completo AM, Castilho RM e de Oliveira Fernandes GV. Ensaio de resistência à tração comparando três diferentes membranas de fibrina rica em plaquetas (L-PRF, A-PRF e APRF+): uma avaliação mecânica e estrutural in vitro. Polymers (Basel). 2022; 14:1392-1408.

88. Yewale M, Bhat S, Kamath A, Tamrakar A, Patil V e Algal AS. Fibrina avançada rica em plaquetas mais e enxerto ósseo ósseo para preservação de soquete e aumento de crista - um ensaio clínico de controle randomizado. J Oral Biol Craniofac Res. 2021; 11:225-233.

89. Yüce E e Kömerik N. Efeitos potenciais da fibrina rica em plaquetas avançada como acelerador da cicatrização de feridas no tratamento da osteíte alveolar: um ensaio clínico aleatório. Niger J Clin Pract. 2019; 22:1189-1195.

90. Soto-Peñaloza D, Peñarrocha-Diago M, Cervera-Ballester J, Peñarrocha-Diago M, Tarazona-Alvarez B e Peñarrocha-Oltra D. Dor e qualidade de vida após cirurgia endodôntica com ou sem aplicação avançada de membrana de fibrina rica em plaquetas: um ensaio clínico aleatório. Clin Oral Investig. 2020;24:1727-1738.

91. Miron RJ, Fujioka-Kobayashi M, Hernandez M, Kandalam U, Zhang Y, Ghanaati S e

Choukroun J: Fibrina rica em plaquetas injetável (i-PRF): oportunidades na medicina dentária regenerativa. Clin Oral Investig. 2017; 21:2619-2627.

92. Agrawal DR, Jaiswal PG: Fibrina rica em plaquetas injetável (i-PRF): uma joia em medicina dentária. Int J Cur Res Rev. 2020; 12:25-30.

93. Farshidfar N, Jafarpour D, Firoozi P, Sahmeddini S, Hamedani S, de Souza RF e Tayebi L: A aplicação de fibrina rica em plaquetas injetável em medicina dentária regenerativa: uma revisão sistemática de estudos in vitro e in vivo. Jpn Dent Sci Rev. 2022; 58:89-123.

94. Shah R, Triveni MG, Thomas R, Kumar ABT e Mehta DS. Aplicações clínicas da fibrina rica em plaquetas injetável: uma série de casos. J Interdiscip Dent. 2021;12:11-4.

95. Banyatworakul P, Osathanon T, Kalpravidh C, Pavasant P e Pirarat N: Avaliação do uso de membranas xenológicas de fibrina plaquetária derivadas de sangue bubalino em defeitos periodontais caninos. Vet Sci. 2021; 8:210-220.

96. Tunalı M, Özdemir H, Küçükodacı Z, Akman S, Yaprak E, Toker H e Fıratlı E. Um novo concentrado de plaquetas: fibrina rica em plaquetas preparada com titânio. Biomed Res Int. 2014; 20(1) :2095-2148.

97. Mitra DK, Potdar PN, Prithyani SS, Rodrigues SV, Shetty GP e Talati MA: Estudo comparativo utilizando fibrina rica em plaquetas autóloga e fibrina rica em plaquetas preparada com titânio no tratamento de defeitos infra-ósseos: um estudo in vitro e in vivo. J Indian Soc Periodontol. 2019; 23:554-561.

98. Olgun E, Ozkan SY, Atmaca HT, Yalim M e Hendek MK: Comparação dos efeitos clínicos, radiográficos e histológicos da fibrina rica em plaquetas preparada com titânio com materiais de aloenxerto em procedimentos de levantamento do seio maxilar. J Investig Clin Dent. 2018; 9(4):123-47.

99. Uzun BC, Ercan E e Tunalı M. Eficácia e previsibilidade da fibrina rica em plaquetas preparada com titânio para a gestão de recessões gengivais múltiplas. Clin Oral Investig. 2018; 22:1345- 1354.

100. Gummaluri SS, Bhattacharya HS, Astekar M e Cheruvu S. Avaliação da fibrina rica em plaquetas preparada com titânio e da fibrina rica em plaquetas leucocitária no tratamento de defeitos intra-ósseos: um ensaio clínico aleatório. J Dent Res Dent Clin Dent Prospects. 2020; 14(2):83-91.

101. Arabaci T, Albayrak M: A fibrina rica em plaquetas preparada com titânio proporciona vantagens na cicatrização periodontal: um estudo clínico aleatório de boca dividida. J Periodontol. 2018; 89(3):255-264.

102. Razi MA, Mahajan A, Qamar S, et al.: A comparative study of platelet-rich fibrin (PRF) and titanium prepared platelet-rich fibrin (T-PRF) in management of endo- perio lesions. J Contemp Dent Pract. 2020; 21(9):997-1001.

103. Ngah NA, Dias GJ, Tong DC, Noor SNM, Ratnayake J, Cooper PR e Hussaini HM. Lyophilised platelet-rich fibrin: physical and biological characterisation. Molecules. 2021, 26(23):713-719.

104. Manjunatha VA, Damera TK, Kumar TKA, Chandini VS, Popat T e Vala D: Nova mistura de fibrina rica em plaquetas de gel de albumina (Alb-PRF); onde estamos? Int J Clin Biochem Res. 2021; 8:239- 241.

105. Bhattacharya HS, Gummaluri SS, Rani A, Verma S, Bhattacharya P e Rayashettypura Gurushanth SM. Benefícios adicionais da fibrina rica em plaquetas de titânio (T-PRF) com um retalho coronalmente avançado (CAF) para cobertura de recessão: Uma série de casos. Dent Med Probl. 2023;60(2):279-285.

106. Ezzat OM. Preparações autólogas de concentrado de plaquetas em medicina dentária. Biomed J Sci Tech Res. 2018;8(1706):10-267-87.

107. Andrae, J. Role of platelet-derived growth factors in physiology and medicine (Papel dos factores de crescimento derivados das plaquetas na fisiologia e na medicina). Gene dev. 2008; 22 (10): 1276-1312.

108. Lind M. Estimulação da cicatrização óssea com factores de crescimento: Efeitos nos osteoblastos, osteomias e fixação de implantes. Ata Orthopaedica Scandinavica.1998;69:37-48.

109. Nevins M, Camelo M, Nevins ML, Schenk RK e Lynch SE. Periodontal regeneration in humans using recombinant human platelet-derived growth fator- BB (rhPDGF-BB) and allogenic bone. J. Periodontol. 2003;74(9):1282-1292.

110. Kaur N, Grover D e Kaur G. Um século de regeneração periodontal com mediadores biológicos. Int J Maxillofac Imaging. 2021;7(3):1-15

111. Maeda H, Wada N, Fujii S, Tomokiyo A e Akamine A. Células estaminais do ligamento periodontal. Em Células estaminais na clínica e na investigação. 2011; 25(1):256-80.

112. Han X, Amar S. Papel da sinalização do fator de crescimento semelhante à insulina-1 na apoptose dos fibroblastos dentários. J Periodontol. 2003;74(8):1176-1182.

113. Geiger F, Lorenz H, Xu W, Szalay K, Kasten P, Claes L, Augat P e Richter W. As células estromais da medula óssea (BMSC) produtoras de VEGF aumentam a vascularização e a reabsorção de um substituto natural do osso de coral. Bone. 2007; 41(4):516-522.

114. Lieberman JR, Ghivizzani SC e Evans CH. Gene transfer approaches to the healing of bone and cartilage (Abordagens de transferência de genes para a cicatrização de ossos e cartilagens). Mol. Ther. 2002;6(2):141-147.

115. Kent LW. Effect of microbial lipopolysaccharide and inflammatory cytokines on IL-6 induction by human gingival fibroblasts from healthy and periodontally diseased tissue. UAIB; 1997.

116. Grzesik WJ e Narayanan AS. Cemento e cicatrização e regeneração de feridas periodontais. Crit. rev. oral biol. med. 2002;13(6):474-484.

117. Gorski DH and Walsh K. The role of homeobox genes in vascular remodeling and angiogenesis. Circ. Res. 2000;87(10):865-872.

118. Henderson B, Nair S, Pallas J e Williams MA. Fibronectin: a multidomain host adhesin targeted by bacterial fibronectin-binding proteins. FEMS Microbiol. Rev. 2011; 35(1):147-200.

119. Schwarzbauer JE, Patel RS, Fonda D e Hynes RO. Multiple sites of alternative splicing of the rat fibronectin gene transcript. The EMBO journal. 1987;6(9):2573- 2580.

120. Mathews GA, Ffrench-Constant C. Embryonic fibronectins are up-regulated following peripheral nerve injury in rats. J. Neurobiol. 1995;26(2):171-188.

121. Larragy R. A clonagem, expressão e caraterização de proteínas bacterianas de ligação à quitina de pseudomonas aeruginosa, serratia marcescens, photorhabdus luminescens e photorhabdus asymbiotica.2011.

122. Singh P, Carraher C e Schwarzbauer JE. Montagem da matriz extracelular de fibronectina. Revisão anual da biologia celular e do desenvolvimento. 2010; 26:397-419.

123. Carlson TR, Feng Y, Maisonpierre PC, Mrksich M e Morla AO. Diret cell adhesion to the angiopoietins mediated by integrins. J. Biol. Chem. 2001;276(28):26516-25.

124. George EL, Georges-Labouesse EN, Patel-King RS, Rayburn H e Hynes RO. Defeitos na mesoderme, no tubo neural e no desenvolvimento vascular em embriões de ratinho sem fibronectina. Development. 1993;119(4):1079-91.

125. Adams JC. Thrombospondin-1. Int. J. Biochem. Cell Biol. 1997;29(6):861-865.
126.Murphy-Ullrich JE e Poczatek M. Ativação do TGF-β latente pela trombospondina-1: mecanismos e fisiologia. Cytokine Growth Fator Rev. 2000;11(1-2):59-69.

127. Huang, Tingting. Thrombospondin-1 é um ator multifacetado na progressão tumoral. Oncotarget. 2017;8(48): 84546-58.

128. Ribatti D. Morphofunctional Aspects of Tumor Microcirculation (Aspectos morfofuncionais da microcirculação tumoral). Springer Science & Business Media; 2012.

129. Shim CY, Liu YN, Atkinson T, Xie A, Foster T, Davidson BP, Treible M, Qi Y, López JA, Munday A e Ruggeri Z. Molecular imaging of platelet-endothelial interactions and endothelial von Willebrand fator in early and mid-stage atherosclerosis. Circ Cardiovasc Imaging. 2015;8(7):27-65.

130. Schvartz I, Seger D e Shaltiel S. Vitronectin. Int. J. Biochem. Cell Biol. 1999;31(5):539-544.

131. Cambien B, Wagner DD. A new role in hemostasis for the adhesion recetor P- selectin. Trends Mol. Med0. 2004;10(4):179-186.

132. Rozman, Primoz. Antigénios plaquetários. O papel dos aloantigénios plaquetários humanos (HPA) na transfusão e transplantação de sangue. Transpl. Immunol. 2002; 10: 165-181.

133. Lind M. Factores de crescimento: Possíveis novas ferramentas clínicas: A review. Ata Orthopaedica Scandinavica. 1996;67(4):407-17.

134. Park JY. Interações do sangue com superfícies de implantes candidatos. 2004.

135. Ribatti D e Pezzella F. The Vascular Endothelium: Uma abordagem holística para a oncologia. Acad Pres; 2022.

136. Hosseini MM. Sobre a relação entre a osteocondução e a textura da superfície durante a osteogénese peri-implantar. Univ. Tor. Med. J; 2002.

137. Manivasagam VK, Sabino RM, Kantam P e Popat KC. Estratégias de modificação da superfície para melhorar a hemocompatibilidade do titânio: A comprehensive review. Materials Advances. 2021;2(18):5824-42.

138. Hamzacebi B, Oduncuoglu B e Alaaddinoglu EE. Tratamento de defeitos ósseos peri-implantares com fibrina rica em plaquetas. Int J Periodont Rest. 2015;35(3):258-268.

139. Textor J. Platelet-rich plasma (PRP) as a therapeutic agent: platelet biology, growth factors and a review of the literature. Plasma rico em plaquetas: Regenerative Medicine: Medicina Desportiva, Ortopedia e Recuperação de Lesões Musculoesqueléticas. 2013;20:61-94.

140. Malcangi G, Patano A, Palmieri G, Di Pede C, Latini G, Inchingolo AD, Hazballa D, de Ruvo E, Garofoli G, Inchingolo F e Dipalma G. Aumento do seio maxilar utilizando concentrados de plaquetas autólogos combinados com enxerto ósseo: A Systematic Review. Células. 2023;12(13):1797-19.

141. Hartshorne J, Gluckman H. Uma revisão clínica abrangente da Fibrina Rica em Plaquetas (PRF) e o seu papel na promoção da cicatrização e regeneração de tecidos em medicina dentária. Int Dent. 2016;6(5):34-48.

142. Soffer E, Ouhayoun JP e Anagnostou F. Selantes de fibrina e preparações de plaquetas na cicatrização óssea e periodontal. Oral Surg Oral Med Oral Pathol Oral Radiol Endod. 2003 ;95(5):521-528.

143. Whitman DH, Berry RL e Green DM. Gel de plaquetas: uma alternativa autóloga à cola de fibrina com aplicações na cirurgia oral e maxilofacial. J Oral Maxillofac Surg. 1997 ;55(11):1294-1299.

144. Tayapongsak P, O'Brien DA, Monteiro CB e Arceo-Diaz LY. Adesivo de fibrina autólogo na reconstrução mandibular com osso esponjoso particulado e medula óssea. J Oral Maxillofac Surg. 1994;52(2):161-165.

145. Marx RE. Plasma rico em plaquetas: evidência para apoiar a sua utilização. J Oral Maxillofac Surg.

2004;62(4):489-496.

146. Saluja H, Dehane V e Mahindra U. Fibrina rica em plaquetas: Um concentrado de plaquetas de segunda geração e um novo amigo dos cirurgiões orais e maxilofaciais. Ann Maxillofac Surg. 2011;1(1):53-57.

147. Prakash S e Thakur A. Concentrados de plaquetas: passado, presente e futuro. J Maxillofac Oral Surg. 2011;10(1):45-49.

148. Choukroun J, Diss A, Simonpieri A, Girard M-O, Schoeffler C e Dohan SL. Fibrina rica em plaquetas (PRF): um concentrado de plaquetas de segunda geração. Parte V: avaliações histológicas dos efeitos da PRF na maturação do aloenxerto ósseo no levantamento do seio maxilar. Oral Surg Oral Med Oral Pathol Oral Radiol Endod. 2006;101(3):299-303.

149.J.C. Riboh, B.M. Saltzman, A.B. Yanke, L. Fortier, B.J. Cole, Efeito da concentração de leucócitos na eficácia do plasma rico em plaquetas no tratamento da osteoartrite do joelho, Am. J. Sports Med.2016; 44: 792-800.

150.A.L. Nelson, E. Dhimolea e J.M. Reichert, Development trends for human monoclonal antibody therapeutics, Nat. Rev. Drug Discov. 2010; (9) :767-774.

151.J. Malda, J. Boere, C.H. Van De Lest, P.R. Van Weeren, M.H. Wauben, Extracellular vesicles--new tool for joint repair and regeneration, Nat. Rev. Rheumatol. 2016 (12) 243.

152.D. Prestwich, S. Bhatia, C.K. Breuer, S.L. Dahl, C. Mason, R. McFarland, D.J. McQuillan,

J. Sackner-Bernstein, J. Schox, W.E. Tente, What is the greatest regulatory challenge in the translation of biomaterials to the clinic, Sci. Transl. Med. 2012; (4):55-78.

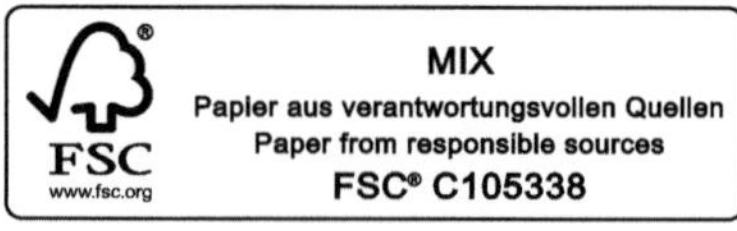

Printed by Books on Demand GmbH, Norderstedt / Germany